U0197077

自体脂肪移植

原理与实践

Autologous Fat Tissue Transfer: Principles and Clinical Pracitice

自体脂肪移植
原理与实践
Autologous Fat Tissue Transfer: Principles and Clinical Pracitice

原　著　Klaus Ueberreiter

主　译　刘成胜　熊　师　王永书　任学会

副主译　张胜昌　陈晶晶　钟杰光　王　欣

北京大学医学出版社
Peking University Medical Press

图书在版编目（CIP）数据

自体脂肪移植原理与实践 / (德) 克劳丝·于贝赖特尔 (Klaus Ueberreiter) 原著 ; 刘成胜等主译. – 北京：北京大学医学出版社, 2021.4
书名原文：Autologous Fat Tissue Transfer: Principles and Clinical Practice
ISBN 978-7-5659-2364-7

Ⅰ.①自… Ⅱ.①克… ②刘… Ⅲ.①甘油三脂—移植术(医学)—研究 Ⅳ.①R622

中国版本图书馆CIP数据核字(2021)第023250号

北京市版权局著作权合同登记号：图字：01–2021–0454

First published in German under the title
Autologe Fettgewebstransplantation
edited by Klaus Ueberreiter
Copyright © Springer-Verlag Berlin Heidelberg, 2016
This edition has been translated and published under licence from
Springer-Verlag GmbH, part of Springer Nature.

自体脂肪移植原理与实践

主　　译：刘成胜　熊　师　王永书　任学会
出版发行：北京大学医学出版社
地　　址：（100083）北京市海淀区学院路38号　北京大学医学部院内
电　　话：发行部 010-82802230；图书邮购 010-82802495
网　　址：http://www.pumpress.com.cn
E-mail：booksale@bjmu.edu.cn
印　　刷：北京金康利印刷有限公司
经　　销：新华书店
责任编辑：安　林　　策划编辑：李　娜
责任校对：靳新强　　责任印制：李　啸
开　　本：787 mm×1092 mm　1/16　　印张：10　字数：250千字
版　　次：2021年4月第1版　2021年4月第1次印刷
书　　号：ISBN 978-7-5659-2364-7
定　　价：130.00元
版权所有，违者必究
（凡属质量问题请与本社发行部联系退换）

译校者名单

主　译　刘成胜　熊　师　王永书　任学会

副主译　张胜昌　陈晶晶　钟杰光　王　欣

译　者（按姓名汉语拼音排序）

陈晶晶（贵阳美莱医疗美容医院）

陈敏玮（青岛和睦家医院医疗美容科）

杜建龙（保定蓝山整形医院）

韩宝三（上海交通大学医学院附属新华医院）

靳林昊（广东医科大学）

刘成胜（北京京美医疗美容门诊部）

刘林奇（陆军军医大学第一附属医院整形外科）

蒲　玥（阳光中天医疗器械有限公司）

任学会（北京禾美嘉医疗美容诊所）

舒　彬（北京联合丽格第二医疗美容医院）

王　欣（成都圣丹福整形美容医院）

王旭明（重庆当代整形美容医院）

王永书（苏州美贝尔医疗美容医院）

熊　师（上海曜影医疗美容外科）

徐　威（贵阳美贝尔医疗美容医院）

于　超（保定蓝山整形医院）

张胜昌（广州颜美荟医疗美容医院）

郑　岩（四川华美紫馨医学美容医院）

钟杰光（广州博研医疗美容医院）

周亚刚（长沙雨花新合新颐美医疗美容门诊）

朱席席（上海春藤医疗美容门诊部）

原著者名单

Jüergen H. Dolderer Department of Plastic Surgery, Bayreuth/Frankfurt/ Regensburg, Germany

Plastic and Aesthetic, Hand and Reconstructive Surgery, Bayreuth, Germany

Maximilian Eder Klinikum rechts der Isar, Technische Universität München, Klinik und Poliklinik für Plastische Chirurgie und Handchirurgie, München, Germany

D. Letizia Francia Department of Plastic and Reconstructive Microsurgery/ Hand Surgery, Charité University Medicine, Ernst von Bergmann Clinic, Potsdam, Germany

Clinic for Plastic, Aesthetic and Reconstructive Microsurgery, Hand Surgery, Ernst von Bergmann Klinikum Potsdam, Potsdam, Germany

Riccardo Giunta Klinikum der Ludwig-Maximilians Universität München （LMU）, Handchirurgie, Plastische Chirurgie und Ästhetische Chirurgie, München, Germany

Marco Conrad Harmsen Department of Pathology and Medical Biology, University Medical Center Groningen, Groningen, The Netherlands

Norbert Heine Clinic for Plastic Surgery, Regensburg, Germany

Caritas Krankenhaus St. Josef, Klinik für Plastische und Ästhetische, Hand- und Wiederherstellungschirurgie, Regensburg, Germany

Christian Herold DIAKO Bremen, Plastische und Ästhetische Chirurgie, Bremen, Germany

Sana Klinikum Hameln-Pyrmont, Klinik fur Plastische und Asthetische Chirurgie –Handchirurgie, Hameln, Germany

Plastische Chirurgie und Handchirurgie im Mühlenviertel, Bremen, Germany

Laszlo Kovacs Klinikum rechts der Isar, Technische Universität München, Klinik und Poliklinik für Plastische Chirurgie und Handchirurgie, München, Germany

Hartmut Meyer Praxisklinik, Hamburg, Germany

Norbert Pallua Klinik für Plastische Chirurgie und Ästhetische Chirurgie, Verbrennungschirurgie, RheinMaas Klinikum, AachenWuerselen, Germany

Hans-Oliver Rennekampff Praxisklinik Grünwald Dr. Barbara Kernt, Grünwald, Germany

Uniklinik RWTH Aachen, Klinik fur Plastische Chirurgie, Handund, Verbrennung-schirurgie, Aachen, Germany

Klinik für Plastische Chirurgie und Ästhetische Chirurgie, Verbrennung schirurgie, RheinMaas Klinikum, AachenWuerselen, Germany Aesthetic Elite, Duesseldorf, Germany

Cornelius Dieter Schubert Klinikum der Ludwig-Maximilians Universität München (LMU) , Handchirurgie, Plastische Chirurgie und Ästhetische Chirurgie, München, Germany

Maroesjka Spiekman, BSc Department of Pathology and Medical Biology, University Medical Center Groningen, Groningen, The Netherlands

Tilman Stasch Dr. Stasch Clinic, Nairobi, Kenya

Yves Surlemont Chirurgie Plastique Reconstructive et Esthetique, Clinique Saint Antoine, Bois Guillaume, France

Klaus Ueberreiter Park-Klinik Birkenwerder, Fachklinik für Plastische und Ästhetische Chirurgie, Birkenwerder, Germany

Dennis von Heimburg Praxisklinik Kaiserplatz, Frankfurt, Germany

中文版前言

近些年脂肪组织移植技术被广泛应用于美容及修复重建，并获得了较好的临床效果，越来越被整形外科医生们认可。本书由德国整形外科专家 Klaus Ueberreiter 教授主编，他毕业于德国汉诺威医学院，是 BEAULI 水动力自体脂肪隆乳的发明人。这本书内容全面，实用性强，对脂肪移植基础理论、基本技术、常见并发症的预防、临床应用，以及如何进行乳房体积测量等内容，进行了详实而精要的论述和讲解，提供了丰富的基础和前沿知识。

本书指出保证成功移植的两个重要条件：移植物受区和组织压力；受区的质量和接受能力是影响脂肪组织存活的重要因素。在愈合的关键阶段，皮肤罩的扩张会降低组织的压力。移植脂肪组织的营养基础是结合和血管化。移植物的大小对脂肪移植成功与否具有决定性的影响，体积非常大的移植物由于扩散面积小，常会形成中心坏死，从而产生脂肪结节。

本书指出大颗粒脂肪用于大容量体积缺失的修复，在乳房重建中尤其重要；小颗粒脂肪对于面部、眼睑、口唇的丰满更有益处；纳米脂肪对皮肤的年轻化和再生能力具有积极作用；而将它们结合起来应用会有更好的效果，如将小颗粒脂肪移植到皮下，可达到软组织充盈的作用，将纳米脂肪移植到真皮内可改善皮肤质地。

本书对脂肪移植在乳房整形方面的应用进行了详述。本书明确提出每次移植可使乳房体积增加 100 ~ 150 ml，这相当于植入一个较小的硅胶假体。自体脂肪可以完全替代假体的体积，而且用自体脂肪取代假体后成活率很好。自体脂肪也可以与硅胶假体联合起来应用，以更好地改善乳房外形。自体脂肪注射在假体包膜周围，会对包膜纤维化起到一定的改善作用，并对假体植入数年后皮下形成的"涟漪效应"也有一定的效果。自体脂肪移植在纠正管状乳房畸形、不对称乳房、漏斗胸和 Poland 综合征方面，要优于假体隆乳，因为自体脂肪可降低乳房下皱襞，并在个性化调整胸型方面更有优势。自体脂肪移植可与乳房提升一起进行。在乳房重建方面，自体脂肪移植被认为是一种低风险、简单易行的乳房重建手术方法。在结合使用 BRAVA（负压外扩张装置）系统进行乳房外部预扩张后，随着受区的扩大和扩展，受区的血管发生了扩张，血管营养供给得到增加，黏附力也得到了扩展，皮肤组织不再与肌肉粘连在一起，从而优化了组织对移植脂肪的接受度。

丰臀在拉丁美洲、北美和阿拉伯国家的需求量很大，甚至超过了对隆乳的需求。现在很多亚洲的年轻求美者也很注重腰与臀的比例（理想比例为 1∶1.4），脂肪移植在丰臀的美学应用上也会越来越受关注。

拥有一个更加时尚和年轻的外表是当今人们都在追求的目标。脂肪移植能补充容量和改善肤质，使面部看起来更加年轻，故而被越来越多的爱美人士所接受。对于人的"第二张脸"——手部，自体脂肪移植也可以有效改善手背部皮下萎缩，达到手部年轻化的效果。

近几年来，自体脂肪移植也用于修复躯干肢体的外表畸形。自体脂肪组织移植能改善关节活动受限的情况。另外，脂肪移植后瘢痕组织部位的质地、弹性和肤色也有改善，并可明显缓解患者因压迫和活动引起的疼痛。因为脂肪组织内的脂联素可抑制成纤维细胞中 I 型胶原的表达并降低 TGF-β1 的作用，具有组织抗纤维化的作用，可以缓解系统性硬皮病以及大多数烧伤后形成的瘢痕疙瘩或关节挛缩。对于骨关节炎，脂肪来源的干细胞注射到磨损的关节腔内也是有治疗效果的。

脂肪组织的再生能力部分可归因于脂肪组织中含有大量的干细胞，即脂肪来源干细胞（adipose-derived stem cell, ADSC）。这些干细胞可分泌多种创伤修复因子，如脂肪因子、瘦素和脂联素，可直接促进创面的愈合，尤其在慢性创面和早期压疮的愈合过程中起到积极影响，因此对愈合和重建手术来说具有非凡的意义。

本书由国内多位中青年医生共同翻译完成，感谢他们在日常繁忙的临床工作之余的辛勤付出。感谢北京百特美公司的雷建武先生对我的支持和厚爱。感谢我的妻子马福蕾女士及许龙顺教授对本书的校对和修改。

这是我第一次领衔翻译医学书籍，翻译水平有限，其中的差漏之处还望广大专家和同仁不吝赐教，批评指正。

刘成胜

原著前言

　　游离脂肪组织移植早已不是一个新话题，早在 1893 年就由 Neuber 提出，在 20 世纪 20 至 30 年代达到了顶峰。此后，由于大量脂肪移植方面知识的流失，除了少数最早开展脂肪移植技术的医生之外，已无人能熟练应用此技术了。直到 2007 年 Sidney Coleman 发表了使用游离自体脂肪移植术进行隆乳的结果之后，人们对这门技术的兴趣才逐渐增加。从那时起，这种方法已在世界范围内作为一种非常可靠的技术应用于整形外科领域。

　　本书旨在传达该技术的科学根据和掌握该技术所需的基本知识，并在此基础之上总结该领域内实际应用和科学研究的现状。

　　本书所有作者多年来在脂肪移植领域都积累了大量经验，本书充分依托他们在脂肪移植领域的临床知识及科学研究作为基础。

　　尽管有关分子间相互关系的新知识在不断更新，但 100 多年来，成功移植游离脂肪组织的基本原理基本上没有改变。准确地说，这些基础知识对于日常工作的成功开展起着决定性的作用，而像囊肿或钙化这样的不良后果也是可以避免的。

Klaus Ueberreiter

Birkenwerder, Germany

目　录

直到几年前，自体脂肪移植一直被许多整形外科协会抵制，特别是对于脂肪移植隆乳。但是与此同时，人们的思维模式却发生了彻底的变化。如今，几乎每个国内或国际会议都会安排大量时间讨论脂肪移植方面的话题。

但是一些错误或破坏性的脂肪移植方法也随之出现，并且已广泛增长。总的来说，这主要是由于缺乏提取脂肪组织的正确步骤和相关专业知识。

在此我们想总结一些基础知识，以期为大家提供实用的指导，并让大家掌握扎实的脂肪移植的基础知识。

单个脂肪细胞基本上是不能移植的，而是通过脂肪抽吸术获取的小块脂肪组织进行移植。

- 为确保尽可能高的成活率，这些小块的脂肪组织直径应不大于 1.5 mm。

这些脂肪块包含多达 200 个脂肪细胞、血管和结缔组织。这些所谓的血管周细胞与血管紧密相连，也称之为脂肪干细胞。根据目前的知识，用机械方法是不可能把它们从这些血管中分离开来的。

脂肪组织也含有多种生长因子，这些生长因子能促进和帮助伤口愈合。基于此，这些生长因子对慢性创面，甚至对某些慢性疼痛的治疗也越来越引起人们的兴趣，并为这一个常常是吃力不讨好的知识领域提供了一个全新的视角。

脂肪组织的间充质干细胞通过酶和物理过程分离后可以分化为许多间充质细胞：除了脂肪组织以外，主要是软骨组织或骨组织和肌肉细胞（这是唤起人们对心肌梗死治疗方面巨大兴趣的领域），甚至神经细胞，肝细胞或胰腺细胞也能从这些干细胞中重新转化而来。

尽管整形界对脂肪移植普遍充满欣喜之感，但对于在临床领域的应用只有不超过 4～5 个临床证据或适应证。

- 现在，脂肪组织移植已成为整形手术项目中必不可少的"主力军"，如果技术应用得当，脂肪移植应该是可靠且安全的。

2 自体脂肪组织移植简史

1893 年，来自德国基尔的 Neubert 教授报道了他的经验，他采用开放移植的脂肪瘤来填补乳房的缺损[1]。这里没有介绍关于这个病例的长期观察。1910 年，来自柏林的 Hollander 教授报道了用脂肪组织填充面部半侧颜面萎缩（Romberg 病），1912 年又报道了用注射游离脂肪组织的方式成功矫正乳房缺陷[2-3]。这是当今自体脂肪移植技术真正的开端。

在 20 世纪 30 年代，关于整容手术的教科书用了很多的篇幅来讨论如何弥补缺陷，尤其是在面部区域使用脂肪组织[4]。在那时，人们已经知道只有小颗粒才能完全存活。

早期的脂肪应用受到限制的问题主要在于，很难获取脂肪。每个案例都是通过外科方法切除后获取大块脂肪组织，然后使用手术刀将其切成小块。

即使 Miller 报道了注射器注射脂肪移植法，这种方法也没有流行起来[5]。

到 20 世纪 30 年代，尽管有大量论文的发表，但这种方法最终还是被人们遗忘；就连 Peer[6] 也无法唤醒这种脂肪移植方法的复兴。

直到吸脂技术[7]的运用，在短时间内可以获取大容量的脂肪组织突然变成一种可能。

1987 年，Mel Bircoll 发表了他的研究成果，研究结果涉及使用游离脂肪移植物进行隆乳[8]。但是，当他在美国整形外科年会上报告论文时，却遭到了激烈的批评。结果，美国专家否决了游离脂肪移植技术。但是这种否定缺乏科学依据或背景支持。

在随后的几年中，只有这一领域某些科学家的个别脂肪移植案例被发表，除此之外并没有太多人研究这一领域。同时在某些整形手术中，因为使用不合适的技术将大量脂肪组织注入乳房，而导致出现了油囊肿和钙化这些灾难性的后果，从而引起了大家对这种方法广泛的拒绝。这一时期的发展主要可以追溯到美国的一些先驱者，如 Chajchir、Illouz、Ellenbogen、Bircoll 和 Coleman[9-11]。

在我们这个时代，脂肪移植的重新发现应归功于纽约的整形外科医生西德尼·科尔曼。2007 年 3 月，他在《整形与修复重建外科》（PRS）杂志上发表了用结构脂肪移植方法进行隆乳的结果。而这种方法最初是用于填充面部的[12-15]。

此后，这个问题引起了越来越多的关注，美国和德国纷纷任命了专家委员会。他们重新评估了脂肪移植技术的基本原理，最终决定取消了对脂肪组织移植的禁令[16-17]。

随后开发了新的方法，该方法不仅简化了脂肪收集过程，而且简化了移植过程，使整个过程可以预测。然而，却很少有容量分析研究[18-19]。

试图通过增加脂肪组织的干细胞来改善隆乳效果的尝试，并没有显示出可靠的效果。Yoshimura 等人的研究显示成活率提高了 20%～30%[20]。这可能预示着此种方法并不是一种合适的脂肪组织移植的基础方法。而其他研究也没有显示出移植方法改进后的差异性[21]。

- 与此同时，人们发现脂肪层是间充质干细胞[22] 的重要储集层，这为再生医学开辟了新的领域。

参考文献

1. Neuber G. Regarding the re-healing of skin grafts fully separated from the body and containing the complete fatty layer. Zentralbl Chir. 1893;30:16.
2. Holländer E.Report on a case of continuously disappearing fatty tissue and its cosmetic substitution through human fat. Münch Med Wochenschr. 1910;57:1794-5.
3. Holländer E.Cosmetic surgery. In: Joseph M, editor. Hand book of cosmetics. Leipzig: von Veit; 1912. p.689-90, 708.
4. Lexer E. Fat tissue transplantation in: open transplantations. Stuttgart: Enke; 1919.
5. Miller C. Cannula implants and review of implantation technics in aesthetic surgery. Chicago: Oak Press; 1926.
6. Peer LA. The neglected free fat graft. Plast Reconstr Surg. 1956;18(4):233-50.
7. Illouz YG. Body contouring by lipolysis: a 5-year experience with over 3000 cases. Plast Reconstr Surg. 1983;72(5):591-7.
8. Bircoll M. Cosmetic breast augmentation utilizing autologous fat and liposuction techniques. Plast Reconstr Surg. 1987;79(2):267-71.
9. Chajchir A, Benzaquen I. Fat-grafting injection for soft-tissue augmentation. Plast Reconstr Surg. 1989;84(6):921-34; discussion 935.
10. Ellenbogen R. Free autogenous pearl fat grafts in the face–a preliminary report of a rediscovered technique.Ann Plast Surg. 1986; 16 (3):179-94.
11. Illouz YG. The fat cell graft: a new technique to fill depressions. Plast Reconstr Surg. 1986;78(1):122-3.
12. Coleman SR.Long-term survival of fat transplants: controlled demonstrations. Aesthet Plast Surg. 1995;19(5):421-5.
13. Coleman SR.Facial recontouring with lipostructure. Clin Plast Surg. 1997; 24(2):347 -67.
14. Coleman SR.Structural fat grafting. Aesthet Surg J. 1998;18(5):386, 388
15. Coleman SR, Saboeiro AP. Fat grafting to the breast revisited: safety and efficacy. Plast Reconstr Surg. 2007;119(3):775-85; discussion 777-786.
16. Gutowski KA, AFGT Fat Graft Task Force. Current applications and safety of autologous fat grafts: a report of the ASPS fat graft task force. Plast Reconstr Surg. 2009;124(1):272-80.
17. Rennekampff HO, Reimers K, Gabka CJ, etal. Current perspective and limitations of autologous fat transplantation-consensus meeting of the German Society of Plastic, Reconstructive and Aesthetic Surgeons at Hannover; September 2009. Handchir Mikrochir Plast Chir. 2010;42(2):137-42.
18. Khouri RK, Khouri RK Jr, Rigotti G, et al. Aesthetic applications of Brava-assisted megavolume fat grafting to the breasts: a 9-year, 476-patient, multicenter experience. Plast Reconstr Surg. 2014;133(4):796-807; discussion 799-808.
19. Ueberreiter K, von Finckenstein JG, Cromme F, et al. BEAULI-a new and easy method for largevolume fat grafts. Handchir Mikrochir Plast Chir. 2010;42(6):379-85.
20. Yoshimura K, Sato K, Aoi N, et al. Cell-assisted lipotransfer for cosmetic breast augmentation: supportive use of adipose-derived stem/stromal cells. Aesthet Plast Surg. 2008;32(1):48 55; discussion 47-5
21. Peltoniemi HH, Salmi A, Miettinen S, et al. Stem cell enrichment does not warrant a higher graft survival in lipofilling of the breast: a prospective comparative study. J Plast Reconstr Aesthet Surg. 2013;66(11):1494-503.
22. Zuk PA, Zhu M, Mizuno H, et al. Multilineage cells from human adipose tissue: implications for cellbased therapies. Tissue Eng. 2001;7(2):211-28.

3 基础知识

3.1 简介

人体被皮肤覆盖（图 3.1）。皮肤可保护机体免受由病原体及其分泌的细菌造成的穿透性损伤，并且能降低感染的风险。此外，皮肤执行一系列的功能，包括感觉功能，如区分冷热刺激、触摸、压力和损伤。这是通过复杂的神经末梢网实现的，神经末梢网基于其各自的功能而差异显著。还有一个广泛的微血管网和汗腺的存在，这些都是用来调节体温及管控液体的。而且不要忘记：皮肤形成了一层防水屏障。

3.2 人体皮肤的组织学

- 皮肤的新陈代谢是一个动态过程，它会每个月更新一次。

皮肤的形成始于表皮干细胞的分化，表皮干细胞位于皮脂腺旁的真皮层。毛根或表皮细胞均可起源于表皮干细胞。真皮层由深层的网状层组成（图 3.1），主要包含胶原蛋白和弹性纤维。该层主要负责皮肤弹性和强度。

真皮乳头层的血液供应充足，是直接位于表皮下的疏松组织层（见图 3.1）。基底膜

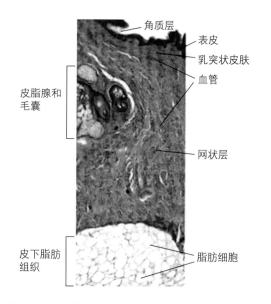

图 3.1 皮肤的组织学由福尔马林固定、石蜡包埋的人类皮肤薄切片，嵌入后用苏木精 - 伊红染色。皮肤最外层即角质层，主要由死亡细胞组成，它们从表皮上脱落下来。表皮和乳头状真皮通过基底膜分开（此处未显示），而网状真皮由稠密的血管化的结缔组织组成，其网状结构（主要是胶原束）清晰可见，真皮由毛囊，汗腺和皮脂腺组成（图中未显示）。后者包含不同类型的表皮干细胞。皮下组织位于皮肤下方，其中的脂肪组织是重要的组成部分，含有自身的脂肪干细胞，即 ADSCs（原始大小的 5 倍）

位于真皮和表皮之间，调节细胞迁移和分子扩散。有趣的是，该基底膜可充当生长因子和其他再生因子的储存库。这些因子也可在

受伤后释放，以促使伤口愈合。

　　表皮是皮肤中最薄的一层，但结构非常致密，主要由排列良好的上皮细胞即角质形成细胞组成。

　　这些角质形成细胞凋亡后不断游荡在皮肤表面并形成角质层。

　　最后，真皮下面还有一层疏松的组织，即皮下组织。严格来说，皮下组织不属于皮肤。但是它与皮肤形成疏松的连接，主要由脂肪组织组成，而在更深的一层，它由肌肉纤维组成。

3.3 脂肪组织

　　脂肪沉积于体内为机体所用，其主要分布于皮下、内脏和血管周围。三种类型的脂肪组织经过分化（见摘要），分别以自身的干细胞[2]来完成不同的功能[1]。

- 脂肪组织
  - 白色脂肪组织
  - 棕色脂肪组织
  - 褐色脂肪组织

- 本章的其余部分将讨论皮下的白色脂肪组织，重点是它的干细胞

　　从组织学角度看，脂肪组织的大部分由脂肪细胞组成（图 3.2），脂肪细胞嵌入由结缔组织组成的基质中（图 3.2a）。结缔组织包含：

- 成纤维细胞
- 前脂肪细胞
- 微血管细胞：
  - 内皮细胞
  - 平滑肌细胞
  - 周细胞（壁细胞）

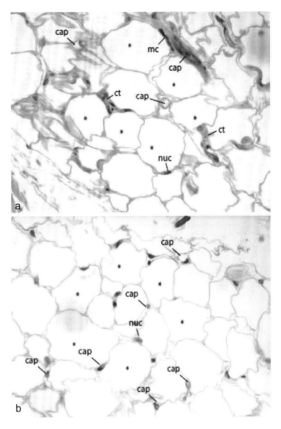

图 3.2 （a，b）经甲苯胺染色后，固定在戊二醛中并包埋在 Technovit 7100 中的典型的皮下脂肪组织薄层显微照片。脂肪细胞（星形）以白色大区域的形式可见。这些细胞是人体最大的细胞之一。图中可见部分细胞核被切除。脂肪细胞被致密的结缔组织结构支撑，并被毛细血管（帽）包绕。基质血管成分（SVF）的功能受肥大细胞调控。脂肪组织干细胞（不可见）存在于所谓的基质血管成分（SVF）中，它被指定是脂肪组织的一部分，该部分在去除脂肪细胞后仍然保存（在原始基础上放大 20 倍）

　　这些被称为基质血管成分（SVF）。不同的是，免疫系统中很少出现的细胞，如巨噬细胞和肥大细胞（图 3.2a）不仅可调节血管功能，还可调节形成新的结缔组织，而后者可将脂肪细胞连接在一起。非脂肪细胞数目远远超过了脂肪细胞数目。

3.3.1 脂肪细胞

脂肪细胞是人体中最大的细胞（ 50 ~ 150 μm），并具有很大的充满脂质的液泡。更重要地是，脂肪细胞形成了人体的能量储存器。但是脂肪组织还有其他功能，比如隔热和减震。

脂肪组织作为内分泌器官的功能较不明显，但重要地是，脂肪组织将诸如瘦素，雌激素和抵抗素等激素释放到血液循环中。这些激素与其他控制血糖水平的激素一起调节着代谢性止血。过量的葡萄糖会导致白色脂肪组织中甘油三酯的形成，而白色脂肪组织是身体的能量贮存器。

过多的脂质储存在脂肪区域的白色脂肪组织中，这将再次造成个别脂肪细胞体积的过度增加。这对脂肪组织整体来说是一个很大的负担，导致炎症反应，与此同时，巨噬细胞则大量渗透到脂肪组织中。

发炎的脂肪组织是发生心血管疾病最重要的危险因素 [3-5]，这是由于促炎性细胞因子［例如肿瘤坏死因子（ TNF-α ）］的长期过多分泌引起的。

前脂肪细胞是脂肪细胞的成纤维样前体细胞。因此可以这样对它们进行区分：发育完全的脂肪细胞有一个发育不全的小脂肪滴，而营养不良的脂肪细胞有一个典型的大的脂肪滴。

这一发展过程需要一系列信号传导通路，在这些传导通路上，诸如 PPARγ 和 RXR 等转录因子具有决定性的影响 [4, 10]。

3.3.2 脂肪组织来源的干 / 基质细胞（ ASC ）

近年来科学家们发现，脂肪组织经过酶消化后离心可以分离出基质血管成分（ SVF ）。基质血管成分含有一小部分高度黏着的细胞，即脂肪干细胞（ ASC ）。在培养液中接种基质血管成分后数小时内会发生粘连。

到目前为止，对合成物的快速粘连是人工培养 ASC 的主要指标 [11]。在培养过程中，ASC 具有成纤维细胞型纺锤体形态（图 3.3）。从表型的角度来看，脂肪干细胞（ ASC ）缺乏某些 CD 标志物的表面表达，例如 CD45（白细胞）和 CD31（内皮细胞）。脂肪干细胞 ASC 表达间充质干细胞标志物 CD44、CD73、CD90 和 CD105 [2, 12-14]。

干细胞显示两个特征：

– 首先，自我更新，在体外转化为几乎无限的增殖能力。
– 其次，分化为成熟的组织细胞。

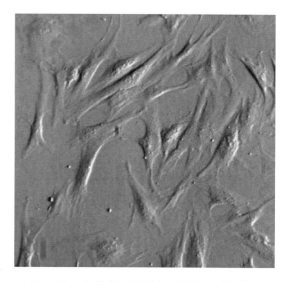

图 3.3　来自培养的人脂肪组织的干细胞 / 基质细胞，培养的第二次传代。人类 ASC 具有典型的成纤维细胞纺锤体形态。这些细胞是高度增殖的，这可以从排列成行的细胞的多样性中看出。细胞核为细胞中心可见到的圆形结构，活动非常活跃，这可在多个核仁组织器（点状核内结构）的基础上看到（在原始基础上放大 10 倍，微分干涉相差显微镜下观察）

• 值得注意的是，脂肪干细胞（ASC）不是干细胞，因为它们缺乏自我更新的能力。然而，ASC 可以在体外显著增殖，即达到再生目的所需的数量。

尽管如此，ASC 仍可分化为不同类型的细胞，如：

– 成骨细胞（骨；图 3.4a）
– 软骨细胞（软骨）
– 脂肪细胞（脂肪；图 3.4b）
– 周细胞
– 平滑肌细胞

这种分化成脂肪组织的能力，使研究脂肪细胞的"组织工程化"成为一种可能。通过油红 O 染色研究了脂肪细胞的分化，该染色可检测细胞内脂肪沉积（红点）。细胞核被人体苏木精染色（原始放大倍数 20 倍）（总结[15-17]）。

3.3.2.1 脂肪干细胞作为旁分泌细胞

与对缺氧敏感的脂肪细胞相比，ASC 更容易适应缺氧，增殖率更高[18-19]。ASC 在体外产生和分泌大量生长因子、细胞因子和细胞外基质成分[20]，抑制细胞凋亡和炎症过程，促进有丝分裂和血管生成[21-22]。

此外，分泌的成分能够抑制皮肤成纤维细胞的错误分化[23]。

总之，ASC 及其分泌的成分有望促进损伤组织[24]的再生和修复。但 ASC 在体内促再生作用的潜在机制尚不清楚。

3.3.2.2 脂肪干细胞增加脂肪组织移植后脂肪细胞的摄取率和存活率

在脂肪组织移植的初期，脂肪细胞的存活依赖于营养物质和氧气的扩散，因为此时还没有血液供应。由于脂肪细胞容易因局部缺血而死亡，其死亡可能会降低移植物的摄取率，导致移植脂肪的体积损失。

在脂肪移植物中添加 ASC 似乎是提高移植物存活率的合理步骤。这是因为，一方面，ASC 分泌许多生长因子，它们具有抗凋亡作用，因此可以调节炎症，促进血管生成，从而稳定新产生的血液供应。另一方面，通过向脂肪细胞的分化，ASC 可以稳定移植物的体积。

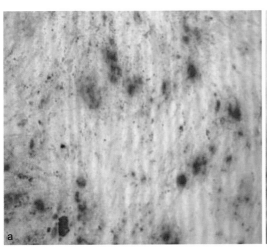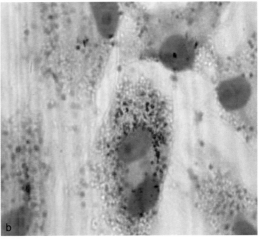

图 3.4　脂肪干细胞（ASC）可有效分化为成骨细胞（a）和脂肪细胞（b）。在特定的分化培养基中培养 2 周诱导分化。用茜素红染色并固定细胞，观察细胞外沉积的典型成骨细胞磷酸钙（橙色）

3.3.2.3 细胞辅助脂肪移植

细胞辅助脂肪移植（CAL）指使用 ASC 优化移植物存活。

在免疫缺陷的啮齿动物中进行的各种研究显示，添加 ASC 可使移植的人体脂肪成倍增加[25, 30]。这种被称为细胞辅助脂肪移植（CAL）的模型的临床应用是由 Yoshimura 等人首次提出的[29, 31-32]。

即使其他后续研究也提出了在脂肪抽吸物中添加 ASC 对移植物存活的益处[33-36]。但是结果是有争议的。一方面，一项随机，安慰剂对照的实验研究表明，异位移植脂肪可以改善 ASC 的体积保留率[37]。另一方面，另一项临床研究表明，ASC 不会影响隆乳术过程中所移植脂肪的摄取率或体积[38]。在两项研究中，均进行了 MRI 测量以评估体积变化。该研究的决定性差异在 Kølle 等人的研究中。而在 Peltoniemi 等人的其他研究中使用了培养的干细胞[38]。使用手术中分离的新鲜干细胞。

3.3.2.4 创面愈合

最近的研究表明，即使在治疗糖尿病足的慢性溃疡中，脂肪移植也可以改善创面愈合，效果令人印象深刻[39]。

3.4 观点

脂肪移植将变得越来越流行，甚至超越目前美容手术的应用范围。有趣的是，早在十多年前，ASC 就已经被发现应用于心血管内科的临床工作中。随着对脂肪移植潜在机制日益深入的了解，临床和基础研究人员将在未来几年来对脂肪的应用方面取得更好的成果。在这一过程中，ASC 的优点将发挥作用，要么作为脂肪抽吸物的添加剂，要么单独使用。

双盲、安慰剂对照研究的实施和组织对从事美容外科的医生来说是一个挑战。对于慢性创面、疼痛减轻、神经性溃疡、糖尿病溃疡、关节炎以及瘢痕的治疗，将变得更加容易。

参考文献

1. Peirce V, Carobbio S, Vidal-Puig A. The different shades of fat. Nature (London). 2014;510:76–83.
2. Algire C, Medrikova D, Herzig S. White and brown adipose stem cells: from signaling to clinical implications. Biochim Biophys Acta. 2013;1831:896–904.
3. Ghigliotti G, Barisione C, Garibaldi S, Fabbi P, Brunelli C, et al. Adipose tissue immune response: novel triggers and consequences for chronic inflammatory conditions. Inflammation. 2014;37:1337–53.
4. Golia E, Limongelli G, Natale F, Fimiani F, Maddaloni V, et al. Adipose tissue and vascular inflammation in coronary artery disease. World J Cardiol. 2014;6:539–54.
5. Luna-Luna M, Medina-Urrutia A, Vargas-Alarcón G, Coss-Rovirosa F, Vargas-Barrón J, Pérez-Méndez Ó. Adipose tissue in metabolic syndrome: onset and progression of atherosclerosis. Arch Med Res. 2015;46:392–407.
6. Giordano A, Smorlesi A, Frontini A, Barbatelli G, Cinti S. White, brown and pink adipocytes: the extraordinary plasticity of the adipose organ. Eur J Endocrinol. 2014;170:R159–71.
7. Lefterova MI, Haakonsson AK, Lazar MA, Mandrup S. PPARγ and the global map of adipogenesis and beyond. Trends Endocrinol Metab. 2014;25:293–302.
8. Rosen ED, Spiegelman BM. What we talk about when we talk about fat. Cell. 2014;156(1–2):20–44. https:// doi.org/10.1016/j.cell.2013.12.012.
9. Yuan Z, Li Q, Luo S, Liu Z, Luo D, Zhang B, Zhang D, Rao P, Xiao J. Pparγ and Wnt signaling in adipogenic and osteogenic differentiation of mesenchymal stem cells. Curr Stem Cell Res Ther. 2016;11(3):216–25. http://www.ncbi.nlm.nih.gov/ pubmed/25986621.
10. Zhuang H, Zhang X, Zhu C, Tang X, Yu F, Shang GW, Cai X. Molecular mechanisms of Ppar-Γ governing msc osteogenic and adipogenic differentiation. Curr Stem Cell Res Ther. 2016;11(3):255–64. http://www. ncbi.nlm.nih.gov/pubmed/26027680.
11. Bourin P, Bunnell BA, Casteilla L, Dominici M, Katz AJ, et al. Stromal cells from the adipose tissue-derived stromal vascular fraction and culture expanded adipose tissue-derived stromal/stem cells: a joint statement of the International Federation for Adipose Therapeutics and Science (IFATS) and the International Society for Cellular Therapy (ISCT). Cytotherapy. 2013;15:641–8.
12. Cawthorn WP, Scheller EL, MacDougald OA. Adipose tissue stem cells meet preadipocyte commitment: going back to the future. J Lipid Res. 2012a;53:227–46.
13. Cawthorn WP, Scheller EL, MacDougald OA. Adipose

tissue stem cells: the great WAT hope. Trends Endocrinol Metab. 2012b;23:270–7.

14. Pittenger MF, Mackay AM, Beck SC, Jaiswal RK, Douglas R, Mosca JD, Moorman MA, et al. Multilineage potential of adult human mesenchymal stem cells. Science. 1999;284(5411):143–7. http:// www.ncbi.nlm.nih.gov/ pubmed/10102814. 3 Basic Knowledge 10.

15. Choi JH, Gimble JM, Lee K, Marra KG, Rubin JP, et al. Adipose tissue engineering for soft tissue regeneration. Tissue Eng Part B Rev. 2010;16:413–26.

16. Sterodimas A, de Faria J, Nicaretta B, Papadopoulos O, Papalambros E, Illouz YG. Cell-assisted lipotransfer. Aesthet Surg J. 2010;30(1):78–81. https://doi.org/ 10.1177/1090820x10362730.

17. Tanzi MC, Farè S. Adipose tissue engineering: state of the art, recent advances and innovative approaches. Expert Rev Med Devices. 2009;6(5):533–51. https:// doi.org/10.1586/erd.09.37.

18. Lee EY, Xia Y, Kim W-S, Kim MH, Kim TH, et al. Hypoxia-enhanced wound-healing function of adipose-derived stem cells: increase in stem cell proliferation and up-regulation of VEGF and bFGF. Wound Repair Regen. 2009;17:540–7.

19. Przybyt E, Krenning G, Brinker MG, Harmsen MC. Adipose stromal cells primed with hypoxia and inflammation enhance cardiomyocyte proliferation rate in vitro through Stat3 and Erk1/2. J Transl Med. 2013;11:39. https://doi. org/10.1186/1479-5876-11-39.

20. Przybyt E, van Luyn MJ, Harmsen MC. Extracellular matrix components of adipose derived stromal cells promote alignment, organization, and maturation of cardiomyocytes in vitro. J Biomed Mater Res A. 2015;103(5):1840–8. https://doi.org/10.1002/ jbm.a.35311.

21. Kilroy GE, Foster SJ, Wu X, Ruiz J, Sherwood S, et al. Cytokine profile of human adipose-derived stem cells: expression of angiogenic, hematopoietic, and pro-inflammatory factors. J Cell Physiol. 2007;212:702–9.

22. Rehman J, Traktuev D, Li J, Merfeld-Clauss S, Temm-Grove CJ, Bovenkerk JE, Pell CL, et al. Secretion of angiogenic and antiapoptotic factors by human adipose stromal cells. Circulation. 2004;109(10):1292–8. https:// doi.org/10.1161/01. cir.0000121425.42966.f1.

23. Spiekman M, Przybyt E, Plantinga JA, Gibbs S, van der Lei B, Harmsen MC. Adipose tissue-derived stromal cells inhibit Tgf-B1-induced differentiation of human dermal fibroblasts and keloid scar-derived fibroblasts in a paracrine fashion. Plast Reconstr Surg. 2014;134(4):699–712. https://doi.org/10.1097/prs.0000000000000504. http:// graphics.tx.ovid.com/ ovftpdfs/FPDDNCLBGHPKPO00/ fs046/ovft/live/ gv025/00006534/00006534-201410000-00023.pdf.

24. Przybyt E, Harmsen MC. Mesenchymal stem cells: promising for myocardial regeneration? Curr Stem Cell Res Ther. 2013;8(4):270–7.

25. Dong Z, Peng Z, Chang Q, Lu F. The survival condition and immunoregulatory function of adipose stromal vascular fraction (SVF) in the early stage of nonvascularized adipose transplantation. PLoS One. 2013;8:e80364.

26. Fu S, Luan J, Xin M, Wang Q, Xiao R, Gao Y. Fate of adipose-derived stromal vascular fraction cells after co-implantation with fat grafts: evidence of cell survival and differentiation in ischemic adipose tissue. Plast Reconstr Surg. 2013;132:363–73.

27. Ko M-S, Jung J-Y, Shin I-S, Choi E-W, Kim J-H, et al. Effects of expanded human adipose tissue-derived mesenchymal stem cells on the viability of cryopreserved fat grafts in the nude mouse. Int J Med Sci. 2011;8:231–8.

28. Masuda T, Furue M, Matsuda T. Novel strategy for soft tissue augmentation based on transplantation of fragmented omentum and preadipocytes. Tissue Eng. 2004;10:1672–83. 29. Matsumoto D, Sato K, Gonda K, Takaki Y, Shigeura T, et al. Cell-assisted lipotransfer: supportive use of human adipose-derived cells for soft tissue augmentation with lipoinjection. Tissue Eng. 2006;12:3375–82.

30. Zhu M, Zhou Z, Chen Y, Schreiber R, Ransom JT, Fraser JK, Hedrick MH, Pinkernell K, Kuo H-C. Supplementation of fat grafts with adipose-derived regenerative cells improves long-term graft retention. Ann Plast Surg. 2010;64(2):222–8. https://doi. org/10.1097/ SAP.0b013e31819ae05c.

31. Kuno S, Yoshimura K. Condensation of tissue and stem cells for fat grafting. Clin Plast Surg. 2015;42:191–7.

32. Yoshimura K, Suga H, Eto H. Adipose-derived stem/ progenitor cells: roles in adipose tissue remodeling and potential use for soft tissue augmentation. Regen Med. 2009;4(2):265–73. https://doi. org/10.2217/17460751.4.2.265.

33. Moseley TA, Zhu M, Hedrick MH. Adiposederived stem and progenitor cells as fillers in plastic and reconstructive surgery. Plast Reconstr Surg. 2006;118:121S–8S.

34. Philips BJ, Marra KG, Rubin JP. Adipose stem cellbased soft tissue regeneration. Expert Opin Biol Ther. 2012;12:155–63.

35. Sterodimas A, de Faria J, Nicaretta B, Pitanguy I. Tissue engineering with adipose-derived stem cells (ADSCs): current and future applications. J Plast Reconstr Aesthet Surg. 2010;63(11):1886–92. https:// doi.org/10.1016/ j.bjps.2009.10.028.

36. Trojahn Kølle SF, Oliveri RS, Glovinski PV, Elberg JJ, Fischer-Nielsen A, Drzewiecki KT. Importance of mesenchymal stem cells in autologous fat grafting: a systematic review of existing studies. J Plast Surg Hand Surg. 2012;46(2):59–68. https://doi.org/10.310 9/2000656x.2012.668326.

37. Kølle S-FT, Fischer-Nielsen A, Mathiasen AB, Elberg JJ, Oliveri RS, et al. Enrichment of autologous fat grafts with ex-vivo expanded adipose tissue-derived stem cells for graft survival: a randomised placebocontrolled trial. Lancet. 2013;382:1113–20.

38. Peltoniemi HH, Salmi A, Miettinen S, Mannerström B, Saariniemi K, et al. Stem cell enrichment does not warrant a higher graft survival in lipofilling of the breast: a prospective comparative study. J Plast Reconstr Aesthet Surg. 2013;66:1494–503.

39. Stasch T, Hoehne J, Huynh T, Bardemaeker R, Grandel S, Herold C. Debridement and autologous lipotransfer for chronic ulceration of the diabetic foot and lower limb improves wound healing (the Dealt method). Plast Reconstr Surg. 2015;136(6):1357–6

4 脂肪移植的基本原理

4.1 简介

• 脂肪是一种理想的填充材料！

脂肪
– 取材方便
– 容易获取
– 生物相容性好
– 效果持久
– 用途广泛

脂肪可以从身体的不同部位获取，并可以对身体的不同部位进行重新注射。脂肪移植既可以用于美容，也可用于修复重建。自体脂肪组织移植在面部美容和重建手术以及乳房切除术后的乳房重建中占有重要地位。即使是 HIV 引起的面部脂肪萎缩[1]，显著的烧伤瘢痕[2]，根性关节炎[3]，或括约肌功能不全失禁[4]，这些罕见的病症都可以从脂肪移植中获益。

• 目前只有几种标准的脂肪移植手术操作可供选择。

在脂肪移植的临床实践中，获取、处理和移植脂肪的方法各不相同。许多团队都试图提出一种脂肪移植的标准化程序并就此达成共识，但至今未获成功。有很多不同的移植方法，由于采取不同的组合，效果方面很难做比较（比如肿胀、区域、脂肪收集过程、处理步骤、移植过程、接受区域和术后治疗等各不相同）。

根据整形外科中的定义，脂肪移植物是复合移植，即脂肪移植物由不同的组织组成。除了细胞直径最大为 120 μm 且具有狭窄胞质边界的脂肪细胞外，还有结缔组织细胞，即所谓的基质血管成分（SVF），它又包含前脂肪细胞、内皮细胞、单核细胞、巨噬细胞、粒细胞、淋巴细胞和脂肪组织的干细胞，以及脂肪源性干细胞（ADSC）。

以前脂肪移植物是通过切除的方法[5]获得，而如今的脂肪移植，几乎全部是通过特殊的吸脂针抽吸出来的[6]。

脂肪移植物的大小取决于以下因素：

– 吸脂针孔隙直径
– 压力
– 剪切力

相对于吸指针的内径而言，吸脂针的末端最窄的孔隙对脂肪移植过程影响更大。

• 剪切力对脂肪移植来说是起决定性作用的，而剪切力的大小主要取决于流速。

吸力太大会对脂肪移植物产生破坏[7]，这主要不是指真空产生的负压，而是脂肪移植物通过狭窄孔隙流动增强所产生的成倍的剪切力[8]。下面是有关不同大小脂肪颗粒的使用和临床应用的报告。

4.1.1 大颗粒脂肪、小颗粒脂肪及纳米脂肪

脂肪移植物大小

移植物的大小对脂肪移植的成功具有决定性的影响。脂肪颗粒的半径间接与其表面积成一定比例。在注入同等体积的脂肪时，如果我们将脂肪颗粒的大小减半，就可以使接触面积增加一倍[6]。

这样的话，单个细胞大小的颗粒物更易扩散，应该会成活得更好。但是单个细胞颗粒的移植并不代表移植物能建立很好的血运。另一方面，体积非常大的移植物，由于扩散面积小，常会形成中心坏死，从而产生脂肪结节[9]。

小颗粒脂肪通过侧孔直径小的细针抽吸，再用细针进行移植脂肪的精细注射。脂肪颗粒的直径与吸脂针[6]中孔隙直径密切相关。

4.1.1.1 大颗粒脂肪

使用孔径相对较大的钝针来抽取和移植脂肪。这种典型的脂肪组织移植方法（"大颗粒脂肪"），一般用于大容量体积缺失的修复，在乳房重建中尤其重要[10]。

4.1.1.2 小颗粒脂肪

对于某些敏感部位，这里主要指面部，例如眼睑或口唇，最好使用直径为0.7 ~ 0.9 mm 的钝针头进行脂肪移植，这就是所谓的小颗粒脂肪移植。

- 需要用细针进行脂肪移植注射时，应该用细针抽取小颗粒脂肪，这样可以保证脂肪颗粒能够均匀分布，从而使移植过程自然顺畅，防止因针头堵塞而造成的脂肪填充的不均匀。

在进行小颗粒脂肪移植时，Trepsat 使用直径为 2 mm、带 1 mm 侧孔的多孔吸脂针和规格为 19 G 注脂针[11]。Coleman 和 Mazzola 使用的是规格为 22 G 注脂针[6]进行填充。Nguyen 等[12]在小鼠模型中使用 25 G 钝针进行脂肪移植，在临床上，则使用 21 ~ 23 G 钝针进行操作。

4.1.1.3 纳米脂肪

如果要使用更细的针头（细到 27 G）操作，则需要特殊处理脂肪，即所谓的纳米脂肪（nanofat）。为了保证顺利注射，对脂肪进行机械处理以获得乳糜化脂肪。

- 如果按照说明进行处理（请参阅下文）[10]，则可以从大约 10 ml 的脂肪抽吸物中获得 1 ml 的纳米脂肪。

由于不是脂肪细胞，纳米脂肪的容量填充效果有限，但它对皮肤的年轻化和再生力具有积极作用。

纳米脂肪移植通常与小颗粒脂肪移植联合使用。通过皮内小颗粒脂肪移植，达到软组织充盈的效果，真皮内纳米脂肪移植可改善皮肤质地。这种效果一般在 4 周至 3 个月后变得明显，可能是由于干细胞[10]触发的胶原蛋白和弹性蛋白合成增加所致。Tonnard 等[10]首次从脂肪细胞质量和干细胞含量的角度研究了大颗粒脂肪、小颗粒脂

和纳米脂肪之间的差异。在第一组（大颗粒脂肪）中，使用标准的 3 mm 梅赛德斯型抽脂针（具有 2 mm×7 mm 的大孔）来抽吸脂肪。在第二和第三组中，使用带直径 1 mm 侧孔的 3 mm 多侧孔抽脂针抽吸脂肪。

在第三组，即纳米脂肪组，收集的脂肪颗粒在冲洗后进行机械乳化，这是通过将其在两个 10 cm³ 注射器之间来回推注 30 次来实现的，这些注射器通过一个鲁尔连接器连接。通过这个过程，脂肪转化成了液态乳状物。通过无菌尼龙纱布再次过滤，液态脂肪从结缔组织中释放出来，以防止注射时针头内部堵塞。这种获得的脂肪悬浮液称为 "纳米脂肪"。

当前已研究了以下内容：

- 脂肪细胞存活
- 所含干细胞数量
- 如何培养和分化干细胞

具有完整组织学结构的脂肪组织可以在大颗粒脂肪和小颗粒脂肪中鉴别出来。检测到的脂肪细胞还活着。这与 "纳米脂肪" 形成鲜明对比，后者的脂肪组织结构被完全破坏。在这种情况下，无法检测到活的脂肪细胞。

接下来，将黏附在塑料板上的基质血管成分中的细胞分离出来。之后培养这些细胞。分离基质血管部分的 CD34⁺ 亚群，并在对照实验中进行相同的培养。此后，可以通过计算细胞数来确定存活干细胞的数量，而这与（大颗粒脂肪，小颗粒脂肪或纳米脂肪）选择的过程无关，所得结果为（1.9 ~ 3）× 10^6 个细胞 / 100 ml 脂肪组织提取物。

基质血管成分中 CD34⁺ 细胞数量为（0.1 ~ 0.2）× 10^6 细胞 / 100 ml 脂肪组织提取物。这在大颗粒脂肪，小颗粒脂肪和纳米脂肪之间没有区别。即使是在标准培养基中进行培养，干细胞和 CD34⁺ 组分也具有形

成单层的能力，并呈现出成纤维细胞的细胞形态。

其他工作组无法复制 Tonnard 等报道的研究结果。在使用上述方法进行的这些研究中，未见到干细胞增加（van Dongen 等，个人心得）。格罗宁根大学的这个工作组能够通过使用新的机械技术来实现干细胞增加（van Dongen 等，已发表在《整形与重建外科手术》修订版 -PRS 中）。关于干细胞增加是否有意义和有用的问题无法准确地回答。

4.1.2 大容量脂肪移植

大量脂肪组织的移植称为 "大容量自体脂肪移植"。这种一次移植约 300 ml 大容量脂肪组织的方法主要用于乳房重建和隆乳 [13-14]。

- 在乳房切除术后，或在更严重的情况下，如瘢痕、术前或放疗区域的乳房或胸壁周围，组织非常紧的区域内进行大容积的脂肪移植，是一个特殊的挑战。

可移植的脂肪量很大程度上取决于受区的先天性生理条件。

体积 - 压力顺应曲线在这类脂肪移植中对脂肪组织的存活起着决定性作用（图 4.1）。皮下组织的顺应性最强，其次是肌肉组织。瘢痕和受过放疗的组织结构是最不容易扩展的 [13-14]。

移植脂肪的数量与 BRAVA（负压外扩张装置）的组织扩张呈正相关。尤其是在大容量的脂肪移植中，BRAVA 通过非侵入式的方式使乳房增大，为即将进行脂肪移植的乳房组织准备了条件。

BRAVA 治疗前后乳房的 MRI 评估表明，血液供应显著增强，纤维血管支架结构日益扩大。这样就为移植物的生长创造了理想的先决条件 [15]。但所有这些研究都是由 Roger

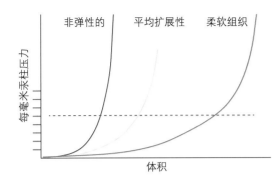

图 4.1 组织的可扩张性、体积和压力之间的关系（改编自 [13-14]）

Khouri 发表的，他开发了 BRAVA 系统并将其推向市场。对其有效性的独立确认尚未发表。

- 大容量脂肪移植的基本原则是，移植的体积不应超过受区组织所能承受的体积。

在二维空间移植中，皮肤组织的移植量与创面缺损的大小相同。同样，在三维空间移植（脂肪）中也不应进行过量的移植[13-14]。

大容量移植会导致间隙液压力急剧上升[16]。这不利于脂肪移植物的存活，并导致组织坏死。压力的增加会导致毛细血管血流受损，氧供减少。除此之外，脂肪颗粒挤压在一起，形成一个脂肪团，导致与受区接触面积变小[13-14]（图 4.2）。

受体组织的体积变化百分比对于大容量脂肪移植至关重要。如果将 200 ml 的脂肪移植到一个有 2000 ml 体积的单侧臀部，这意味着受区可以很好地耐受 10% 的体积变化，而组织压力不会显著升高。可以预测，大部分的脂肪细胞都可以存活。另一方面，如果在切除乳房后，将同样数量的脂肪（200 ml）注射到胸部瘢痕区域，那么这就意味着受区 100% 的增大，组织压力也会大大增加。过大的组织压力不但减少了受区血流，如果移植量过大，坏死和移植失败必定会出现[13-14]。

- 成功进行大容量脂肪移植的技术关键在于：医生能够估计受区组织的顺应性，不仅在体积上而且在均匀分布方面都应防止"过度移植"。

4.2 移植成功的基本条件

脂肪移植是三维空间的移植。这对整形外科医生来说是一个挑战，因为他们通常从事像植皮这样的二维空间层面移植，所以需要一种全新的思路。

以下是保证成功移植的两个重要条件：

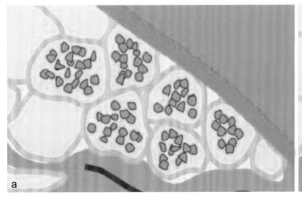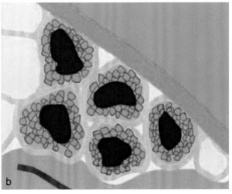

图 4.2 （a，b）组织内分布。移植物的积聚造成坏死和油性囊肿形成（©Y. Surlemont）

– 移植物受区
– 组织压力

非血管移植物以不大于 2 mm 的单位注射[17-18]，则可以存活下来，使其中心点到受区血供系统的距离不超过 2 mm。较小单位的分布增加了移植物的接触面积和早期的融合，并促进了随后新生血管的顺利形成[19]。在大约 2 天的时候，毛细血管网会充分建立，以便为移植物供血。在此之前，移植物通过扩散和融合获得营养（口对口吻合，类似于早期其他复合移植物的供应）。如果这种方法不成功，那么就会有移植物中心坏死的危险[9, 20-21]。

为了防止脂肪的重叠和堆积，在三维空间仔细均匀注射也是极其重要的[13-14]。但是，即使仔细均匀地在受区组织内进行注射，受区组织所能接受的体积仍然是有限的。脂肪注射开始后，随着受区组织的顺应性降低，组织间压力也升高了[22]。

• 随着组织压力的升高，毛细血管循环血量明显减少，氧气供应减少，移植物生存能力下降[23-26]。

关于移植物生理学的另一种理论是基于 Hofer 等人所做的工作[27]。在支架或基质理论中（基于 Peer 的"宿主替代理论"[28]），几乎所有移植的脂肪细胞都会死亡，并被用来构建支架。移植过程激活了巨噬细胞的吸引力，并且干细胞也启动了血管生成和脂肪生成特性[27]。在活体和凋亡细胞之间以及移植物和受体细胞之间，由细胞因子启动的细胞信号转导似乎起着决定性作用[29]。

另一个需要考虑的问题是与上面提到的几个理论有关。一部分脂肪细胞通过扩散和血管生成得以存活。那些不能存活的细胞形成支架，成为巨噬细胞和干细胞诱导的血管

生成和脂肪生成的细胞载体。在小体积移植中，扩散起了更大的作用。而在大体积移植物时，支架效应显得非常重要。这是因为存活的细胞较少[9]。

• 显然，直接存活的脂肪细胞的比例在很大程度上取决于所使用的移植方法。

在 2～3 天后，可以在实验中检测到血运重建（J.Sauber，个人心得）。

4.2.1 供区

供区是根据患者的个体形态选择的，尽可能选择在不会因为吸脂后会产生可见缺陷的供区。

脂肪组织供区

主要供区为：
– 腹部
– 其次是股骨转子区

还可以在以下地方抽吸脂肪[30]：
– 臀部区域
– 大腿内侧
– 膝部

还有一个应该注意的事实，即在身体的不同部位存在着不同数量的干细胞。Fraser 等人[31] 报道，臀部脂肪组织中成纤维细胞的形成单位是腹部的 2～3 倍，碱性磷酸酶阳性的集落形成单位是腹部的 7 倍。Sinna 等人[32] 提到术语"干细胞"是指离心后干细胞的产量，并指出与臀部和大转子区域相比，腹部区域干细胞的含量降低了 20%。

至于脂肪组织的供区是否对结果产生重

要影响，我们最终无法通过科学研究彻底给予阐明。然而，作者的经验表明，女性大腿外侧上部及男性大腿侧面的脂肪组织在移植后特别容易存活[33]。

- 然而在临床实践中，脂肪组织供区一般由患者自己选择和指定。

通常情况下应考虑个体形态，以避免供区缺陷。

小口径（<1.5 ml）的吸脂针非常适合抽吸脂肪移植物。如果是手动抽取（建议最大抽取量为40 ml）。为了防止负压过大，只需把10 ml注射器的针塞向外抽出1 ml距离即可。

用11号刀在皮肤上做一个小切口，12号钝头吸脂针插入脂肪组织中前后移动，同时回抽注射器针塞来完成脂肪组织的抽吸。

- 如果使用机器抽吸，则负压必须基本上降到 -500 mBar（-375 mmHg）。

一只手握住脂肪供区处的皮肤，另一只手用吸脂针在脂肪深层尽可能大的范围内抽吸脂肪组织。

4.2.2 血管化

非显微外科连接血管的开放移植物血管化是目前修复重建大面积缺损的限制因素。移植脂肪组织的营养基础是：

- 结合
- 血管化

结合是指移植物的血管系统与受区毛细血管之间出现的随意连接。血管化是毛细血管从受体床到移植物的生长[34]。

结合可以在几个小时内得以完成。它是脂肪移植物和其他复合移植物中营养物质最重要的转运途径。

因此，分散均匀的小颗粒脂肪移植物的存活率明显优于扩散不良的脂肪移植组织[35]。

- 游离的油和血液会干扰结合，这对愈合过程的早期阶段很重要；建议在移植前清除这些成分。

Smahel[36]认为主要是扩散暂时为移植物提供营养。然而，扩散作为移植物的第三种营养机制，只对非常薄的移植物（如皮肤裂开）很重要。Folkman和Hochberg早在1973年就证明了植入物中的细胞会消失[18]，这种细胞直径为1 mm组织块的表面超出150～200 μm。因此，扩散对于脂肪移植物的中心没有意义。

在成功进行结合后，脂肪移植物的稳定性主要由受区初期的血管化程度来影响。从移植后第7天开始，血管化增加[37]，在移植后第30天达到平台期。Langer等人[38]仅用了12天，就可以在脂肪移植物中检测到新的和成熟的血管，而且这些新生血管可以与健康脂肪组织的血管相媲美。对局部缺血的耐受性低是由于在天然脂肪组织中，每个脂肪细胞至少由一个毛细血管供血[38]。

移植后的存活区见图4.3和图4.4。

4.2.3 影响抽脂的因素

4.2.3.1 吸脂针的表面特性

- 直径

市场上可买到的用于脂肪渗透、抽吸和移植的吸脂针由多家制造商生产。科尔曼系统是该领域的开拓者，它为已经广泛用于吸

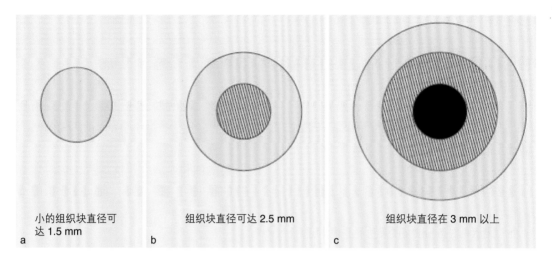

图 4.3 （a-c）移植的脂肪组织的存活区（黄色，完全存活；红色散列，脂肪细胞坏死，干细胞存活；黑色，完全坏死，形成油囊）（根据 [21]）

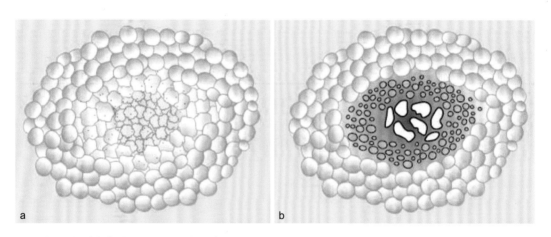

图 4.4 （a, b）游离期（a：最长 2 周）。直径约 5 mm 的脂肪细胞块：外层（约 0.5 mm）：脂肪细胞通过扩散存活。过渡层（约 1.5 mm）：干细胞存活；脂肪细胞死亡。深层（距离细胞表面 2 mm 以上）：所有的细胞都死亡了。分裂期（b：从 3 周开始）外层（最大约 0.5 mm）：脂肪细胞由血管系统供能。过渡层（最大约 1.5 mm）：由存活的干细胞形成新的脂肪细胞。深层（距脂肪细胞表面 2 mm 以上）：所有细胞都死亡。细胞所含脂肪流入油系统（根据 K.Ueberreiter 的图表）

脂和移植脂肪的吸脂针设定了首个标准。近年来，多个供应商提供了带有小孔径的用于脂肪抽吸、移植的吸脂针（Magalon，Tulip，HumanMed，Coleman 等）。除了多侧孔吸脂系统之外，还可以使用单侧孔吸脂针系统。大多数针都可以与常规的鲁尔锁闭合系统匹配。

– 长度

吸脂针的长度取决于所使用的系统，一般在 15 ~ 30 cm。

Coleman 喜欢使用钝头吸脂针抽取脂肪[39-40]，而其他一些作者则更喜欢使用锐针进行脂肪抽吸[41-43]。关于吸脂针直径和负压的说法，尚无统一标准发布。Yoshimura

等[44]研究使用 2.5 mm 长的吸脂针或使用负压低于 -700 mmHg 的 18 G 吸脂针都有可能对脂肪细胞造成明显的损伤。

Ozsoy 等[45]研究表明，与 2 mm 或 3 mm 吸脂针相比，4 mm 吸脂针提取的脂肪细胞存活率更高。Erdmin 等[45]建议使用直径大于 6 mm 的吸脂针。尽管存活的脂肪细胞数量增加，但是，如果细胞块更大，存活率会下降，因此不建议使用更大的针头。

- 基于目前的研究，我们不能说一种方法比另一种更好。但压力小似乎有利于脂肪细胞的存活。

4.2.3.2 压力

在收集脂肪组织时，不应将抽吸压力值选择得太高。-700 mmHg 的压力会明显破坏成熟的脂肪细胞，当抽吸压力下降至 -250 mmHg 与 -500 mmHg 之间时会产生更多有活力的脂肪细胞[47]。与 -700 mmHg[7]相比，-350 mmHg 的抽吸力能更有效地获取基质血管成分（SVF）。

Shiffman 和 Mirrafati 都表示在 -700 mmHg 的负压下会造成 10% 以上的细胞损伤[48]。Jackson 团队在一项尚未发表的研究中证实，在用高吸力的常规吸脂术和普通吸脂针收集的脂肪组织中发现了很大一部分非活性细胞。只有低吸力抽取脂肪组织，才能产生大量的活细胞[49]。

针对大容量脂肪移植 Khouri 等[50]对比了 -750 mmHg 负压单孔吸脂针及 -250 mmHg 负压 12 孔吸脂针在脂肪获取方面的性能。

- 事实证明在脂肪抽取过程中，较低的压力对组织造成的创伤较小。

4.2.3.3 肿胀液、局部麻醉的影响

Fischer 和 Fischer[51]在全身麻醉下进行吸脂术，未进行术前浸润。即干性吸脂技术。不过这种技术现在已经过时了[52]。Illouz[53]发明了湿性吸脂技术，他通过皮下注射含有肾上腺素和透明质酸酶的生理盐水，使血管收缩从而减少出血。直到 1987 年，Klein 引入了肿胀麻醉抽脂技术并取得了突破。Klein 的观点如下：

> 引入肿胀麻醉的脂肪抽吸术
> - 肿胀麻醉对于脂肪抽吸术来说是最安全的方法
> - 利多卡因的最大安全剂量为 50 mg/kg 体重
> - 在未行吸脂术的情况下，利多卡因与肾上腺素联合使用的最大剂量为 35 mg/kg 体重（约 20% 利多卡因可通过吸脂术去除）。
> - 给药剂量为 1 g/1000 ml 的利多卡因在皮下脂肪中 10~14 小时后（平均 12 小时）达到最大吸收量
> - 血浆浓度在大约 24 小时后达到 0
> - 每次使用利多卡因的剂量应适当配置，因为它会干预细胞 P450 系统[54]

局部麻醉或肿胀麻醉液对吸脂区的影响有不同的评价[33, 39]。某些局麻药（尤其是普鲁卡因）在体外对干细胞存活率有毒副作用[55-56]，因此应避免使用这些特效药。

总体上没有发现肿胀麻醉的持续不良作用。但抽出的脂肪细胞和血液中会有大量混合物存在。

Novaes 等[57]指出如下观点：

- 抽吸物中的血液量越高，活脂肪细胞的比例就越少[57]。因此，应在浸润液中加入血管收缩剂。

随着时间的推移，人们对肿胀液提出了不同的配比方案。一般情况下，肿胀液由下列成分构成。

肿胀液构成
- 它是一种麻醉剂，主要由利多卡因组成
- 肾上腺素用于止血
- 碳酸氢盐作为 pH 缓冲液，溶解在生理盐水或乳酸林格液中

研究表明，类固醇或抗生素等添加剂不会产生任何益处[54]。

- 已证明利多卡因对脂肪移植物中所含细胞的存活最有利。始终建议与肾上腺素联合使用。否则血液中的附加成分就会过多。碳酸氢钠溶液可缓冲酸性溶液并减轻疼痛，特别是在单纯局部麻醉的情况下。

根据使用的是经典肿胀麻醉还是"超湿性吸脂技术"，吸脂术中打入的浸润液与吸出的脂肪液体比例从 3∶1（经典肿胀麻醉）到 1∶1（超湿性吸脂技术）不等。

局部肿胀麻醉（TLA）的吸脂总量从腹部的 800～2000 ml 到颏下的 10～200 ml 不等[54]。

麻醉后必须等待 30～60 分钟才能开始抽吸脂肪，以便最大限度地获取脂肪[54]。有些医生只等 15 分钟就开始进行脂肪抽吸[58]。至于其他技术，如水动力辅助吸脂（WAL），用于预渗透的液体量要小得多，也没有等待期。

Kim 等[59]比较了不同浓度肾上腺素提取脂肪细胞后的存活率，未发现差异。甚至 Moore 等[33]也检测到了利多卡因和肾上腺素对脂肪细胞的影响，但未能证明它们对细胞形态、增殖或代谢活动有任何显著影响。

对于多部位脂肪移植及移植量较多的患者，建议通过一定剂量的镇痛药、硬膜外麻醉或全麻给予支持。

4.2.3.4　术前准备，离心法

在过去的 10 年里，为了提高临床应用中移植脂肪细胞的存活率，我们通过特殊的处理方法进行了不同的尝试。这些包括：

- 长时间静置后，使脂肪细胞聚集
- 擦洗过程，以去除可能引起炎症的介质[60-61]
- 通过棉布进行过滤[41, 62]
- 脂肪离心[63]
- 在移植物中加入不同的物质，如类固醇激素和维生素 E[64-65]

但在这些方法中，只有少数适合应用于临床，且已被证明是可行的。

本文作者们认为这些措施对提高移植效果具有决定性的意义。

- 游离的油和血液会阻碍脂肪移植物的结合。移植物与受区组织不能进行口对口接合，在这种情况下临时供给移植物营养作用是不大的。

提高移植效果的措施
移除：
- 肿胀液
- 血液
- 油脂
- 细胞碎片

过滤（Carraway）和离心法（Coleman）也是合适的方法。离心后外观可见分为三层（图4.5）。

– 最上层主要由油脂构成，来源于被破坏的脂肪细胞。
– 中心层主要由可移植的脂肪组织组成（图4.5）。
– 最下层由血液、肿胀液和细胞碎屑组成。

用堵头封闭连接鲁尔锁的注射器，然后将其放入离心机的无菌槽中。这样做时必须注意，为使离心机运行平稳且不受损坏，对侧的槽应放置有相同重量的注射器保持平衡。

有的医生不做任何离心分离，他们只是将注射器垂直放入一个固定装置中。将它们

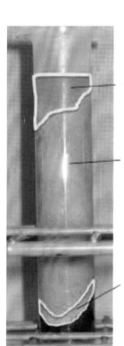

油状脂滴

移植脂肪

细胞碎片和油状乳化液

图4.5 离心后分层的形成（科尔曼法）

放置几分钟后，同样会形成三种分层[66]。

离心过程的最佳参数有不同版本。Boschert等[67]研究了50 g离心力的最佳持续时间。将样品分别离心2、4、6和8分钟。研究表明，离心2分钟是获得适合移植脂肪细胞的最佳选择。无论是延长离心时间还是提高离心速度，都不会使活性脂肪细胞的浓度升高[67-68]因此我们得出结论，以1200 g的力离心分离可提供最佳的短期和长期效果。

多年来，科尔曼制作程序已被证明是可靠的。但是在效果上受到很多的限制。按照科尔曼推荐的离心（3000转/分钟，1200 g）似乎对移植物有损伤。其他作者未能通过离心分离法检测到存活率的任何改善[69-70]。

实际上通过低转数（约2000转）离心，也能使脂肪上下层的分离，并且能明显减轻对移植物的损伤。

• 除此之外，在大容量脂肪移植过程中，离心分离法还需要耗费大量额外时间。

Khouri等[13-14]在大容量脂肪移植时选择了较低的15 g离心力。与高转速1200 g离心力相比，15 g离心力产生的水性混合物具有以下优点：

– 一方面，15 g离心力对组织的伤害较小，注射时脂肪可以更有效地分布，并且注射针较少堵塞。
– 单个松散的脂滴具有较大的移植物接触面，能迅速与毛细血管系统建立联系。
– 高速离心会导致血小板，血浆和生长因子的丢失。
– 液体悬浮液为防止脂肪移植物的"过度移植"提供了一定程度的保护，这是因为移植物的液体部分很快被吸收[13-14]。

以BEAULI法（水动力自体脂肪隆乳）[43]为例，获得的脂肪直接分离纯化到脂肪收集

器中（见第 6 章 6.4）。

- 总之，没有临床证据表明一种技术优于另一种技术。但可以确定的是，当离心转速超过 3000 转（以 1200 g 离心力）时，会对细胞造成很大的损伤。

4.2.4　重新分配和注入脂肪

图 4.6 显示了根据 PonsaMed 公司的 st'rim 概念设计的特殊注脂针。

许多因素都会影响脂肪组织注入后的效果。一方面，要根据移植量的大小选用不同的策略和技术。另一方面，脂肪移植的目的由单纯的美容填充扩大到再生领域。

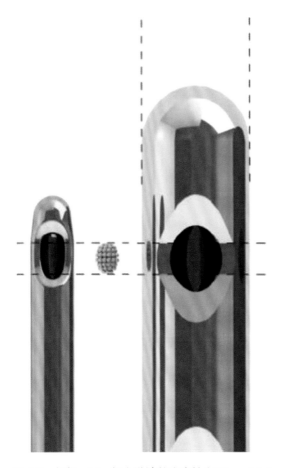

图 4.6　根据 st'rim 概念设计的注脂针（©PonsaMed GmbH）

如今，脂肪组织被认为不仅仅是填充物。它还满足了提高组织质量和再生的要求。

注射时必须考虑脂肪颗粒与周围组织的关系，以保证其存活率、稳定性和完整性。注射过程的关键在于保证移植物与受体组织之间最大的表面接触面积。

- 注意：在同一位置注入大量脂肪会导致营养和氧气供应不足，从而导致吸收或坏死。结果会适得其反 [6]。

脂肪移植是在皮下进行的，所以不能直接看到脂肪颗粒在组织中的分布。因此，为了防止同一部位重复注射，外科医生们必须有序地进行操作，同时也是为了预防其他部位脂肪供应不够 [13-14]。为了说明这些问题，Khouri 等 [13-14] 将亚甲蓝染色的脂肪注射到供体乳房中，稍后对其解剖以供分析。

- 使用口径较小并带有多个侧孔的注脂针可实现脂肪组织的最佳分配。

值得一提的是，Rigotti 在隆乳过程中使用的计算机辅助脂肪注射方法。注射点和注射方向由软件程序设定，并为外科医生提供术中辅助 [71]。对该方法其他用途的评估仍在进行中。

缺氧

Matsumoto 等人 [72] 研究了脂肪细胞在吸出后第 1~4 小时的存活率。在这个病例中，脂肪细胞的损失随着时间的增长而不断增加。细胞凋亡和细胞死亡的概率随着体外缺氧时间的延长而增加。

在最糟糕的情况下，由于缺氧产生的负面影响，可能会超过通过复杂的基本操作而获得的技术优势。

- 如果处理和操作过程花费时间太长[9]，那就应该在抽出一定量脂肪和处理之后即刻进行脂肪注射。因为，过程快速是非常有利的。

4.2.4.1 注射技术

Coleman 和 Mazzola[6] 对注射技术的描述如下：

通过一个切口将针头插入所需的位置，经切口注射局部麻醉药。另一只手固定皮肤的同时，应轻轻按压注射器，边退针边注射。这样，脂肪组织就会沿着抽出针头的方向沉积下来。

- 每次推注时只注射最少量的脂肪是非常重要的。

为了保证脂肪颗粒的最大接触面，注射面部时，每次推注的脂肪颗粒最大不超过 0.1 cm³，在眶周区域每次推注量应更小。建议用钝针进行脂肪注射，因为这样对单个组织造成的损害最小。以保证移植脂肪颗粒与周围组织很好结合[6]。

4.2.4.2 针和针头尺寸

市面上有很多用于注射的针头可以选择。直径、弯曲度、长度和侧孔数量都有很大差异，我们可根据需要注射的部位进行选择。

- 长度

针头的长度根据使用部位的不同而有所不同，从面部使用的 5~9 cm 到身体使用的 9~15 cm 不等。

- 直径

注射针头的厚度比吸脂针头的厚度要

小，比较小的针头在末端只有一个开口。注脂针的近端可连接鲁尔锁，这样就可以与注射器相连。根据用途和身体部位的不同，注射针的选择范围从 14 G（2 mm）~27 G（0.4 mm）。

- 科尔曼注脂针

科尔曼针使用广泛，尤其是三种钝针和 V 形解剖针。V 形解剖针主要用于有分泌物存在的情况[6]。在一项针对 14 G、16 G 和 20 G 不同注脂针的注射情况的研究中表明，脂肪细胞的存活率没有显著差异[73]。

出于多种原因，Coleman 和 Mazzola[6] 倾向使用钝针注射。一方面避免对深层结构的损伤，另一方面，脂肪移植物可以注射到组织的生理层次上。在推注脂肪时，脂肪颗粒在组织自然层次之间沉积，使受区组织下沉并像信封一样把它们装起来。

相反如果使用锐针的话，就会穿透并分裂受区组织的自然层次。容易使脂肪颗粒流动聚集到一起，减少脂肪颗粒在受区的接触面积，导致脂肪室的形成。也会引起脂肪的移位和不稳定。除此之外，发生血管内注射的风险也会增加，这可能会造成严重后果（致盲、偏瘫）[74]。

- 所以注射时只能使用钝针。

4.2.4.3 组织压力

组织压力的增加是脂肪移植的一个限制因素。受体组织通过扩张产生一些空间，从而在一定程度上使自身适应注入物的体积[13-14]。但组织的顺应性是有限的，在注入脂肪的过程中，组织压力也会升高[22]。其结果是血液供应减少，而且还会导致进一步的后果，如氧供应减少、新生血管缺失、坏死和细胞死亡[23-26]。

- 尽管术前需要评估脂肪组织吸出量和移植量，但重要的是要保证受体区域的组织压力基本正常。

为了达到最佳效果并防止由于组织压力升高而引起的皮下张力增加和血液供应受限，Khouri 等 [13-14] 已经评测了一种术中压力测量方法。术中将装有压力计的导管插入受区。最高压力设置为 9 mmHg，既小于 15 mmHg 的毛细血管压力，又略高于 6 mmHg 的生理组织压力 [75]。结果显示可获得持续好效果。

4.2.4.4 体积

脂肪移植后体积的流失量无法精确预测，这是当前科学和临床研究的主题。临床研究报告显示，会有 20%～60% 体积流失 [43,76-79]。大部分体积流失发生在术后的前 4～6 个月 [76-77]。注射量必须大于目标体积量才能达到预期效果（请参见摘要）。然而，这无疑会使组织的压力升高，所以过度移植量也可能适得其反。

> **过度移植**
> - 为了达到预期的目标体积，在脂肪量足够的情况下，可以进行过度移植。
> - Delay 等主张注射 140% 脂肪量的原则。如果想增大 100 ml 的体积，就应注射 140 ml 脂肪量 [76]。
> - 多次进行脂肪移植是可行的。

事实证明，在乳房重建中多次进行脂肪移植是可行的，这样各组织成分就可以随着乳房的增大而增大。一项总结性研究报告表明：脂肪移植隆乳可以做 1～7 次，间隔时间为 221～263 天 [30]。每个乳房的最大移植量为 270 ml [76]。

对体积变化的评估通常基于术前和术后的照片以及有经验的外科医生的评价 [80]。已经有一些不同的测量体积变化的分析方法。但现有方法都不能满足可重复性、公正性、患者依从性和成本效率等前提条件 [81]。

包括总结中列出的方法：

> **乳房体积分析方法**
> - 人体测量法（anthropometric method）
> - 热塑性模塑法（method of "thermoplastic cast"）
> - "阿基米德水置换原理"（method of "Archimedes' principle of water displacement"）
> - 三维激光表面成像（3D laser surface scan）
> - 磁共振体积测量（MRI volumetric measurement）

- 人体测量法，是将乳房视为半椭圆形，并使用数学方法计算体积 [82]。
- 热塑性塑模法 [83] 能对体表进行塑形，从而复制乳房外形。
- "阿基米德水置换原理" [84]，将乳房浸入校准过的水池中，测量水的置换体积。
- 为了客观准确地对移植后的组织进行定量（体积含量）和定性（脂肪组织）测量，三维激光表面成像和 MRI 已被证明是最理想的工具 [85]。三维激光表面成像能够为站立状态的患者创建三维模型，这样不会改变乳房组织形状。它可以模拟术后结果，从而帮助患者选择术后乳房大小 [86-87]。该方法是非接触性的，如果按标准操作，就不会受任何干预因素的影响 [88-89]。借助特殊的乳房体积软件，我们可以成功地创建乳房表面、轮廓及对称性[86-87, 90-91]。可以通过以下方式确定其准确性：借助假体创建隆乳前后的三维成像，并根据制造商指定的假体尺寸改变乳房体积大小[92]。

– 通过 MRI 体积测量，我们能够对乳房体积变化作出评估，并且也能为自体脂肪组织移植后可能发生的并发症提供同步诊断信息[85]。MRI 容量法已经被用于对声带容量的一致性[93]或隆臀术后效果的评价[94]。该方法于 2010 年首次用于自体脂肪组织移植后的体积测量[95]。

• MRI 体积测量的最大优势在于其不仅可以用于分析乳房表面，还可以用于分析乳腺组织。甚至可以对个体注射量进行评估[96-97]。

除此之外，我们可以看到，注射到乳腺周围组织中的脂肪比注射到胸肌的脂肪，对乳房体积的改善更大[98]。

4.2.5　与干细胞结合

尽管注射技术和处理脂肪的方法有所改进，脂肪移植后的体积损失仍然是一个长期存在的问题。特别是在脂肪移植后的前 3 个月会有组织流失，原因可能是与自身脂肪组织相比，移植脂肪抽吸物中缺乏脂肪干细胞（ASC）。由于解剖结构的原因，很难在大血管附近收集脂肪干细胞。在脂肪移植的准备过程中，也会存在脂肪干细胞丢失的情况。通过所谓的干细胞辅助脂肪移植或 CAL 方法添加额外的脂肪干细胞，可以弥补脂肪干细胞的缺乏。

Yoshimura 等[44]首次使用了这种技术，现在被称为干细胞辅助脂肪转移或 CAL。为了获得沉淀中的基质血管成分（SVF），要对大约一半的脂肪抽吸物进行处理（见下

文）。然后将这种含有脂肪干细胞的基质血管成分加入到原来的脂肪抽吸物中，以提高每毫升脂肪干细胞的含量[68]。每 4 ~ 5 ml 脂肪中加入 1 ml 脂肪干细胞悬液。这会使干细胞数量增加 20% ~ 40%[72]。

这种方法的效果是显著的，主要是基于基质血管成分和细胞中所含的干细胞。基质血管成分具有抑制局部炎症反应的作用。因此，白细胞浸润（CD3⁺）减少，抗炎症反应因子如 IL-10、前列腺素、INF-γ 和 HGF 的表达增加，以及促炎症反应细胞因子受抑如 TNF-α 或 IL-6[99-100]。

除此之外，由于炎症反应减少使肿胀减轻，所以对抑制瘢痕的形成起到积极的影响[99]。即使在治疗放射性皮肤刺激，如放射性皮炎，富含脂肪干细胞的脂肪抽吸物也被证明是有效的。Rigotti 等[101]已经报道了富含脂肪干细胞的脂肪抽吸物可降低由辐射引起的皮肤坏死，并且也有助于溃疡处肉芽组织的形成。

通过分泌生长因子和促进细胞间相互作用，基质血管成分也具有防止细胞凋亡的潜力。Wang 和 Zhu 等人的团队研究表明，VEGF、HGF 和 IGF-1 是由基质血管成分分泌的[102-103]。

• 这种抗凋亡作用，既可以保护基质血管成分移植物免受缺氧状态的影响，又减少对组织的损伤。

脂肪干细胞（ASC）具有分化为脂肪细胞的能力，因此可以防止体积减小。同样，在促进血管生成[104]过程中，它们可转变为血管内皮细胞并促进血管内皮细胞生长因子的分布[105]。

现在脂肪干细胞的植入不再需要定性或定量方法的界定由于脂肪前体细胞能在培养皿中扩张并能附着在塑料上，这引起了人们的极大兴趣。它们被列入间充质基质或

干细胞（"脂肪组织源性间充质干细胞，AT-MSC）中。

它们的特点如下：

- 高分化潜力
- 免疫调节特性
- 分泌促再生、抗凋亡、抗纤维化因子[106]

国际细胞治疗协会（ISCT）将间充质干细胞定义为扩增细胞，其具有如下特性：

- 塑料黏附性
- 在体外环境中有分化为成骨细胞、脂肪细胞和软骨细胞的潜能
- 确定免疫表型（CD105，CD73 和 CD90 阳性（>95%），CD34，CD45，CD14，CD11b，CD79a，CD19 和 HLA-DR 阴性（≤2%）[107]）

在分离异质的基质血管成分之后，需要进一步广泛培养和细胞分裂来获得这些间充质干细胞（见摘要）。

为了使单个干细胞在质量和数量上更容易比较，需要有记录干细胞含量和脂肪分化潜能的方法。研究已经证实分化潜能表现出高的供体差异性。并且，下列因素对于干细胞的质量也很重要[109-110]：

- 解剖定位
- 脂肪收集技术
- 脂肪抽吸物的存储条件
- 酶解胶原蛋白
- 离心分离
- 患者年龄
- 患者其他有关疾病的主诉

SVF 细胞的制备

- 首先清洗脂肪细胞，去除血细胞和其他组织碎片。
- 接着用胶原酶进行酶解，细胞外基质的细胞通过酶解被有效释放出来。
- 再分离脂肪细胞后，SVF 细胞就制备好了。

与传统方法相比，最新的无酶 SVF 分离法如脂肪乳化法或超声分离法的可靠性尚未得到验证。

有许多变量可以通过使用自动化设备进行控制，这样就可以进行标准化的操作过程。市面上有很多种此类设备，例如：

- Celution 系统[111]
- Icellator 细胞分离机[112]
- Q-Graft (HumanMed AG 2015)
- 这些设备可以从脂肪组织中自动获取基质血管成分，并能生成数量均匀且具有相同制备过程的干细胞

4.2.6 与富血小板血浆的结合

为了确保移植物更好的存活，"富血小板血浆"（PRP）可以添加到脂肪中，甚至可以添加到移植前干细胞富集的组织中去[113]。PRP 由浓缩的血小板组成，其浓缩程度是生理性血凝块中浓缩血小板的 3~4 倍。它含有丰富的生长因子（TGF-β，PDGF-BB，VEGF，EGF，IGF）。

制作 PRP 需要将血液离心，以便将红细胞与血浆分离。当每 1 μl 血浆中血小板浓度达到约 200 000 后，即被定义为富血小板血浆[114]。

4.2.6.1 作用方式

富血小板血浆被认为可以促进新生血管生成，诱导微毛细血管网的形成，并能刺激成纤维细胞的活动。除此之外，它还会导致干细胞含量升高（4 天内的含量是对照组的4 倍）。富血小板血浆可促进纤维蛋白聚集，这又有助于稳定移植的脂肪[115-116]。

PRP 可减少皮肤出血和水肿，并且能够简化注射脂肪的过程[117]。研究表明，PRP对受损脂肪细胞的修复有积极作用，促进脂肪细胞诱导多能干细胞[118]。

4.3 并发症和风险

4.3.1 术后并发症

4.3.1.1 肿胀

通过正确的方法进行脂肪移植后，受区明显的肿胀是正常的。应该向患者解释，肿胀是组织对大量脂肪移植物移植的正常反应。

4.3.1.2 血肿的形成

如果用锐针进行局部浸润麻醉，受区可能会出现一些小血肿，这些血肿也可能以团簇状出现。

4.3.1.3 移植物的存活率

文献中指出，脂肪移植物的存活率在40％ ~ 80％，这取决于所用技术、不同的医生和其他几个因素[119]。因此，如果进行大容量脂肪移植，就会有脂肪坏死现象。为了保证成活率，专家建议越是组织薄的层次，注射的脂肪量应该越少。

4.3.1.4 囊肿和硬化

特别是在大容量脂肪移植时，可能会形成油囊肿和钙化。某些受区会出现硬化情况，并且在这些特定区域，脂肪再吸收率也特别高。可能是坏死的脂肪细胞在这里汇集并形成了油囊肿。

- 在某些情况下，这些硬化是可触及的，对于患有乳腺癌的患者，可能需要进行活检予以鉴别。不过，油囊肿通常可以通过超声或放射鉴别。

4.3.1.5 移植物移位

脂肪移植物移位是非常罕见的，可能在大量脂肪移植到表面积大的区域时会出现这种现象。

4.3.1.6 感染

很少出现感染。这是因为脂肪移植是一种无菌条件下进行的外科手术。尽管如此，我们仍须向患者解释存在后期软组织感染的风险。

4.3.1.7 受区结构破坏

即使使用钝针抽脂，也可能对筋膜、神经和血管造成损伤。特别是在三叉神经分支的出口处，我们必须非常小心。为避免脂肪栓塞的发生，必须避免血管内注射脂肪移植物。在实际操作中这种情况鲜有发生[74, 120]。但可以明确的是，在使用锐针进行脂肪移植时，经常有损伤发生。

4.3.2 长期并发症

4.3.2.1 肿瘤形成

与自体脂肪注射移植相关的长期并发症，有这样的担心，自体脂肪移植会导致肿瘤的产生和影响其变化从而增加患病的风险。特别是移植富含干细胞的脂肪组织，其风险尚未得到充分研究。目前缺乏能够作出可靠论述的长期研究。

间充质干细胞可促进血管生成因子、增殖因子和免疫反应因子生成，并可分化为不同的组织类型。1987 年，美国整形外科医师学会（ASPRS）拒绝通过自体脂肪组织移植进行隆乳手术。这是由于部分组织的再吸收，调查结果显示，这可能与乳腺癌发生有关[121]。

但在接下来的几年里，通过大量的研究，这些恐惧消除了。发表的研究得出这样的结论：脂肪坏死导致的油囊肿、钙化或其他复杂囊肿很容易与恶性结节相区别开来[76]。Pierrefeu-Lagrange 等[122] 也证实，脂肪填充并不是乳腺癌患者放疗随访的干扰因素。因此，基于临床发现，美国整形外科医生协会（ASPS）再次推荐自体脂肪注射，其结论如下：根据世界各地开展的临床研究和经验丰富的外科医生的专业知识证实，自体脂肪移植是一种有效和非常安全的手术方法[123]。

除了乳腺癌放射误诊外，还一直有一种观点，即脂肪组织中所含的 ASC 可能会导致癌症的发生。癌症发生的确切机制非常复杂，各种不同的理论正在传播。芳香化酶在脂肪细胞中产生的雌激素可能会影响癌症的发生[124]，就像脂肪因子，即脂肪细胞分泌的细胞因子一样。在这里，脂联素和瘦素似乎起着作用[125]。

但目前对间充质干细胞分泌的信使物质及其分化能力的研究，也是最新的研究领域。

4.3.2.2 肿瘤消退

另一个尚未完全了解的机制是通过基质金属蛋白酶（MMP）调节细胞外基质。Motrescu 团队认识到 MMP-11 对脂肪生成和成纤维细胞样细胞积聚有负面影响，而这些可能有利于肿瘤的形成[126]。然而，许多研究集中在脂肪组织移植后乳腺癌的消退上，这些研究可能与人们的担心相矛盾。Delay 等[76] 进行了一项大规模研究，但并不能够确定脂肪移植跟肿瘤消退或肿瘤再现的情况有关。Petit 等[127] 在一项多中心的联合研究中显示，乳腺癌切除术后不会增加肿瘤复发的风险，并得出结论：乳腺癌后脂肪填充没有明确的禁忌证。

参考文献

1. Uzzan C, Boccara D, Lachere A et al. [Treatment of facial lipoatrophy by lipofilling in HIV infected patients: retrospective study on 317 patients on 9 years]. Ann Chir Plast Esthet. 2012;57 (3):210–6.
2. Patel N. Fat injection in severe burn outcomes: a new perspective of scar remodeling and reduction. Aesthetic Plast Surg. 2008;32(3):470–2.
3. DelBene MMA, Borgonova A (2011) Rizoartrosi: Esperienza di trattament con lipofillin negli stadi iniziali e paragone con infiltrazione local di acido jaluronico. In: Fourth international symposium on fat injection and tissue regeneration; 2011.
4. Lee EI, Roberts TL, Bruner TW. Ethnic considerations in buttock aesthetics. Semin Plast Surg. 2009;23(3):232–43.
5. Czerny V. Plastischer Ersatz der Brustdrüse durch ein Lipom. Zentralbl Chir. 1895;27:72.
6. Coleman SR, Mazzola RF. Fat injection: from filling to regeneration. St Louis: Quality Medical; 2009.
7. Mojallal A, Auxenfans C, Lequeux C, et al. Influence of negative pressure when harvesting adipose tissue on cell yield of the stromal-vascular fraction. Biomed Mater Eng. 2008;18(4–5):193–7.
8. Lee JH, Kirkham JC, McCormack MC, Nicholls AM, Randolph MA, Austen WG Jr. The effect of pressure and shear on autologous fat grafting. Plast Reconstr Surg. 2013;131(5):1125–36.
9. Del Vecchio D, Rohrich RJ. A classification of clinical fat grafting: different problems, different solutions. Plast Reconstr Surg. 2012;130(3):511–22.
10. Tonnard P, Verpaele A, Peeters G, Hamdi M,

Cornelissen M, Declercq H. Nanofat grafting: basic research and clinical applications. Plast Reconstr Surg. 2013;132(4):1017–26.

11. Trepsat F. [Midface reshaping with micro-fat grafting]. Ann Chir Plast Esthet. 2009;54(5):435–43.

12. Nguyen PS, Desouches C, Gay AM, et al. Development of micro-injection as an innovative autologous fat graft technique: the use of adipose tissue as dermal filler. J Plast Reconstr Aesthet Surg. 2012;65(12):1692–9.

13. Khouri RK, Rigotti G, Cardoso E, et al. Megavolume autologous fat transfer: part I. Theory and principles. Plast Reconstr Surg. 2014;133(3):550–7.

14. Khouri RK, Rigotti G, Cardoso E, et al. Megavolume autologous fat transfer: part II. Practice and techniques. Plast Reconstr Surg. 2014;133(6): 1369–77.

15. Khouri RK, Eisenmann-Klein M, Cardos E, et al. Brava and autologous fat transfer is a safe and effective breast augmentation alternative: results of a 6-year, 81-patient, prospective multicenter study. Plast Reconstr Surg. 2012;129(5):1173–87.

16. French AS. Mechanotransduction. Annu Rev Physiol. 1992;54:135–52.

17. Cook T, Nakra T, Shorr N, Douglas RS. Facial recontouring with autogenous fat. Facial Plast Surg. 2004;20(2):145–7.

18. Folkman J, Hochberg M. Self-regulation of growth in three dimensions. J Exp Med. 1973;138(4): 745–53.

19. Coleman SR, Saboeiro AP. Fat grafting to the breast revisited: safety and efficacy. Plast Reconstr Surg. 2007;119(3):775–85; discussion 786–7.

20. Carpaneda CA, Ribeiro MT. Study of the histologic alterations and viability of the adipose graft in humans. Aesthetic Plast Surg. 1993;17(1):43–7.

21. Eto H, Kato H, Suga H, et al. The fate of adipocytes after nonvascularized fat grafting: evidence of early death and replacement of adipocytes. Plast Reconstr Surg. 2012;129(5):1081–92.

22. Guyton AC. Interstitial fluid pressure. II. Pressure- volume curves of interstitial space. Circ Res. 1965;16:452–60.

23. Milosevic MF, Fyles AW, Hill RP. The relationship between elevated interstitial fluid pressure and blood flow in tumors: a bioengineering analysis. Int J Radiat Oncol Biol Phys. 1999;43(5):1111–23.

24. Tufto I, Rofstad EK. Interstitial fluid pressure and capillary diameter distribution in human melanoma xenografts. Microvasc Res. 1999;58(3):205–14.

25. Wu M, Frieboes HB, McDougall SR, et al. The effect of interstitial pressure on tumor growth: coupling with the blood and lymphatic vascular systems. J Theor Biol. 2013;320:131–51.

26. Zachos TA, et al. Interstitial fluid pressure and blood flow in canine osteosarcoma and other tumors. Clin Orthop Relat Res. 2001;385:230–6.

27. Hofer SO, Knight KM, Cooper-White JJ, et al. Increasing the volume of vascularized tissue formation in engineered constructs: an experimental study in rats. Plast Reconstr Surg. 2003;111(3):1186–92; discussion 1193–4.

28. Billings E, May JW. Historical review and present status of free fat graft autotransplantation in plastic and reconstructive surgery. Plast Reconstr Surg. 1989;83(2):368–81.

29. Suga H, Eto H, Aoi N, et al. Adipose tissue remodeling under ischemia: death of adipocytes and activation of stem/progenitor cells. Plast Reconstr Surg. 2010;126(6):1911–23.

30. Saint-Cyr M, Rojas R, Colohan S, Brown S. The role of fat grafting in reconstructive and cosmetic breast surgery: a review of the literature. J Reconstr Microsurg. 2012;28(2):99–110.

31. Fraser J, Wulur I, Alfonso Z, et al. Differences in stem and progenitor cell yield in different subcutaneous adipose tissue depots. Cytotherapy. 2007;9(5): 459–67.

32. Sinna R, Delay E, Garson S, Delaporte T, Toussoun G. Breast fat grafting (lipomodelling) after extended latissimus dorsi flap breast reconstruction: a preliminary report of 200 consecutive cases. J Plast Reconstr Aesthet Surg. 2010;63(11):1769–77.

33. Moore JH Jr, Kolaczynski JW, Morales LM, et al. Viability of fat obtained by syringe suction lipectomy: effects of local anesthesia with lidocaine. Aesthetic Plast Surg. 1995;19(4):335–9.

34. Reece GP, Patrick CW. Tissue engineered construct design principles. In: Frontiers in tissue engineering. Oxford: Pergamon; 1998.

35. Guerrerosantos J, Gonzalez-Mendoza A, Masmela Y, et al. Long-term survival of free fat grafts in muscle: an experimental study in rats. Aesthetic Plast Surg. 1996;20(5):403–8.

36. Smahel J. Experimental implantation of adipose tissue fragments. Br J Plast Surg. 1989;42:207–11.

37. Nishimura T, Hashimoto H, Nakanishi I, Furukawa M. Microvascular angiogenesis and apoptosis in the survival of free fat grafts. Laryngoscope. 2000;110(8):1333–8.

38. Langer S, Sinitsina I, Biberthaler P, et al. Revascularization of transplanted adipose tissue: a study in the dorsal skinfold chamber of hamsters. Ann Plast Surg. 2002;48(1):53–9.

39. Coleman SR. Structural fat grafts: the ideal filler? Clin Plast Surg. 2001;28(1):111–9.

40. Donofrio LM. Structural autologous lipoaugmentation: a pan-facial technique. Dermatol Surg. 2000;26(12):1129–34.

41. Carraway JH, Mellow CG. Syringe aspiration and fat concentration: a simple technique for autologous fat injection. Ann Plast Surg. 1990;24(3):293–6; discussion 297.

42. Marques A, Brenda E, Saldiva PH, et al. Autologous fat grafts: a quantitative and morphometric study in rabbits. Scand J Plast Reconstr Surg Hand Surg. 1994;28(4):241–7.

43. Ueberreiter K, von Finckenstein JG, Cromme F et al. [BEAULI—a new and easy method for largevolume fat grafts]. Handchir Mikrochir Plast Chir. 2010;42(6):379–85.

44. Yoshimura K, Sato K, Aoi N, et al. Cell-assisted lipotransfer for cosmetic breast augmentation: supportive use of adipose-derived stem/stromal cells. Aesthetic Plast Surg. 2008;32(1):48–55; discussion 56–7.

45. Ozsoy Z, Kul Z, Bilir A. The role of cannula diameter in improved adipocyte viability: a quantitative analysis. Aesthet Surg J. 2006;26(3):287–9.

46. Erdim M, et al. The effects of the size of liposuction cannula on adipocyte survival and the optimum temperature for fat graft storage: an experimental study. J

Plast Reconstr Aesthet Surg. 2009;62(9):1210–4.

47. Adanali G, Erdogan B, Turegun M, et al. A new, T-shaped adaptor for easy, quick and efficient fat harvesting during liposuction. Aesthetic Plast Surg. 2002;26(5):340–4.

48. Shiffman MA, Mirrafati S. Fat transfer techniques: the effect of harvest and transfer methods on adipocyte viability and review of the literature. Dermatol Surg. 2001;27(9):819–26.

49. Jackson IT, Simman R, Tholen R, DiNick VD. A successful long-term method of fat grafting: recontouring of a large subcutaneous postradiation thigh defect with autologous fat transplantation. Aesthetic Plast Surg. 2001;25(3):165–9.

50. Khouri RK, Cardoso E, Kuru M. A practical lipografter for lipo-grafting. Paper presented at 20th meeting of European Association of Plastic Surgeons, Barcelona, Spain, 28–30 May 2009; 2009.

51. Fischer A, Fischer G. First surgical treatment for molding body's cellulite with three 5 mm incisions. Bull Int Acad Cosmet Surg. 1976;62:305–6.

52. Drake LA, Ceilley RI, Cornelison RL, et al. Guidelines of care for liposuction. Committee on Guidelines of Care. J Am Acad Dermatol. 1991;24(3):489–94.

53. Illouz YG. Body contouring by lipolysis: a 5-year experience with over 3000 cases. Plast Reconstr Surg. 1983;72(5):591–7.

54. Klein JA. Tumescent technique for regional anesthesia permits lidocaine doses of 35 mg/kg for liposuction. J Dermatol Surg Oncol. 1990;16(3):248–63.

55. Keck M, Janke J, Ueberreiter K. The influence of different local anaesthetics on the viability of preadipocytes. Handchir Mikrochir Plast Chir. 2007;39(3):215–9.

56. Keck M, Janke J, Ueberreiter K. Viability of preadipocytes in vitro: the influence of local anesthetics and pH. Dermatol Surg. 2009;35(8):1251–7.

57. Novaes F, dos Reis N, Baroudi R. Counting method of live fat cells used in lipoinjection procedures. Aesthetic Plast Surg. 1998;22(1):12–5.

58. Pitman GH. Liposuction and body contouring. In: Aston SJ, Beasley RW, Thorne CHM, editors. Grabb and Smith's plastic surgery. Philadelphia: Lippincott- Raven; 1997. p. 673–5.

59. Kim IH, Yang JD, Lee DG, et al. Evaluation of centrifugation technique and effect of epinephrine on fat cell viability in autologous fat injection. Aesthet Surg J. 2009;29(1):35–9.

60. Fulton JE, Suarez M, Silverton K, Barnes T. Small volume fat transfer. Dermatol Surg. 1998;24(8): 857–65.

61. Mikus JL, Koufman JA, Kilpatrick SE. Fate of liposuctioned and purified autologous fat injections in the canine vocal fold. Laryngoscope. 1995;105(1):17–22.

62. Ramon Y, Shoshani O, Peled IJ, et al. Enhancing the take of injected adipose tissue by a simple method for concentrating fat cells. Plast Reconstr Surg. 2005;115(1):197–201; discussion 202–3.

63. Coleman SR. Facial recontouring with lipostructure. Clin Plast Surg. 1997;24(2):347–67.

64. Bircoll M, Novack BH. Autologous fat transplantation employing liposuction techniques. Ann Plast Surg. 1987;18(4):327–9.

65. Ellenbogen R. Autologous fat injection. Plast Reconstr Surg. 1991;88(3):543–4.

66. Markey AC, Glogau RG. Autologous fat grafting: comparison of techniques. Dermatol Surg. 2000;26(12):1135–9.

67. Boschert MT, Beckert BW, Puckett CL, Concannon MJ. Analysis of lipocyte viability after liposuction. Plast Reconstr Surg. 2002;109(2):761–5; discussion 766–7.

68. Yoshimura K, Shigeura T, Matsumoto D, et al. Characterization of freshly isolated and cultured cells derived from the fatty and fluid portions of liposuction aspirates. J Cell Physiol. 2006;208(1):64–76.

69. Conde-Green A, Wu I, Graham I, Chae JJ, Drachenberg CB, Singh DP, et al. Comparison of 3 techniques of fat grafting and cell-supplemented lipotransfer in athymic rats: a pilot study. Aesthet Surg J. 2013;33(5):713–21.

70. Khater R, Atanassova P, Anastassov Y, Pellerin P, Martinot-Duquennoy V. Clinical and experimental study of autologous fat grafting after processing by centrifugation and serum lavage. Aesthetic Plast Surg. 2009;33(1):37–43.

71. Rigotti G, Marchi A, Sbarbati A. Adipose-derived mesenchymal stem cells: past, present, and future. Aesthetic Plast Surg. 2009;33(3):271–3.

72. Matsumoto D, Shigeura T, Sato K, et al. Influences of preservation at various temperatures on liposuction aspirates. Plast Reconstr Surg. 2007;120(6):1510–7.

73. Erdim M, Tezel E, Numanoglu A, Sav A. The effects of the size of liposuction cannula on adipocyte survival and the optimum temperature for fat graft storage: an experimental study. J Plast Reconstr Aesthet Surg. 2009;62(9):1210–4.

74. Beleznay K, Carruthers JDA, Fasoprs SH, et al. Avoiding and treating blindness from fillers: a review of the world literature. Dermatol Surg. 2015;41:1097–117.

75. Guyton AC, Hall JE. Textbook of medical physiology. Philadelphia: Saunders; 2000.

76. Delay E, Garson S, Tousson G, Sinna R. Fat injection to the breast: technique, results, and indications based on 880 procedures over 10 years. Aesthet Surg J. 2009;29(5):360–76.

77. Illouz YG, Sterodimas A. Autologous fat transplantation to the breast: a personal technique with 25 years of experience. Aesthetic Plast Surg. 2009;33(5):706–15.

78. Niechajev I, Sevcuk O. Long-term results of fat transplantation: clinical and histologic studies. Plast Reconstr Surg. 1994;94(3):496–506.

79. Zocchi ML, Zuliani F. Bicompartmental breast lipostructuring. Aesthetic Plast Surg. 2008;32(2):313–28.

80. Kaufman MR, Bradley JP, Dickinson B, et al. Autologous fat transfer national consensus survey: trends in techniques for harvest, preparation, and application, and perception of short- and long-term results. Plast Reconstr Surg. 2007;119(1):323–31.

81. Eder M, Schneider A, Feussner H et al. [Breast volume assessment based on 3D surface geometry: verification of the method using MR imaging]. Biomed Tech (Berl). 2008;53(3):112–21.

82. Brown RW, Cheng YC, Kurtay M. A formula for surgical modifications of the breast. Plast Reconstr Surg. 2000;106(6):1342–5.

83. Edsander-Nord A, Wickman M, Jurell G. Measurement of breast volume with thermoplastic casts. Scand J Plast Reconstr Surg Hand Surg. 1996;30(2):129–32.

84. Schultz RC, Dolezal RF, Nolan J. Further applications of Archimedes' principle in the correction of asymmetrical breasts. Ann Plast Surg. 1986;16(2):98–101.

85. Herold C, Ueberreiter K, Busche MN, Vogt PM. Autologous fat transplantation: volumetric tools for estimation of volume survival. A systematic review. Aesthetic Plast Surg. 2013;37(2):380–7.

86. Losken A, Fishman I, Denson DD, et al. An objective evaluation of breast symmetry and shape differences using 3-dimensional images. Ann Plast Surg. 2005;55(6):571–5.

87. Losken A, Seify H, Denson DD, et al. Validating threedimensional imaging of the breast. Ann Plast Surg. 2005;54(5):471–6; discussion 477–8.

88. Kovacs L, Eder M, Hollweck R, et al. New aspects of breast volume measurement using 3-dimensional surface imaging. Ann Plast Surg. 2006;57(6):602–10.

89. Kovacs L, Yassouridis A, Zimmermann A, et al. Optimization of 3-dimensional imaging of the breast region with 3-dimensional laser scanners. Ann Plast Surg. 2006;56(3):229–36.

90. Eder M, Papadopulos NA, Kovacs L. Breast volume determination in breast hypertrophy. Plast Reconstr Surg. 2007;120(1):356–7.

91. Eder M, Papadopulos NA, Kovacs L. Re: virtual 3-dimensional modeling as a valuable adjunct to aesthetic and reconstructive breast surgery. Am J Surg. 2007;194(4):563–5; author reply 565–6.

92. Tepper OM, Small KH, Unger JG, et al. 3D analysis of breast augmentation defines operative changes and their relationship to implant dimensions. Ann Plast Surg. 2009;62(5):570–5.

93. Oysu C, Semiz-Oysu A, Ekinci G, Uslu C. [Evaluation of autologous fat volume with magnetic resonance imaging following vocal cord injection]. Kulak Burun Bogaz Ihtis Derg. 2004;13(3–4):67–71.

94. Wolf GA, Gallego S, Patron AS, et al. Magnetic resonance imaging assessment of gluteal fat grafts. Aesthetic Plast Surg. 2006;30(4):460–8.

95. Herold C, Ueberreiter K, Cromme F, Busche MN, Vogt PM. [The use of mamma MRI volumetry to evaluate the rate of fat survival after autologous lipotransfer]. Handchir Mikrochir Plast Chir. 2010;42(2):129–34.

96. Herold C, Knobloch K, Grimme M, Vogt PM. Does the injection plane matter in autologous fat transplantation? Aesthetic Plast Surg. 2010;34(5):678–9.

97. Herold C, Knobloch K, Rennekampff HO, Ueberreiter K, Vogt PM. Magnetic resonance imaging-based progress control after autologous fat transplantation. Plast Reconstr Surg. 2010;126(5):260e–1e.

98. Herold C, Ueberreiter K, Cromme F, Grimme M, Vogt PM. [Is there a need for intrapectoral injection in autologous fat transplantation to the breast?—An MRI volumetric study]. Handchir Mikrochir Plast Chir. 2011;43(2):119–24.

99. Premaratne GU, Ma LP, Fujita M, et al. Stromal vascular fraction transplantation as an alternative therapy for ischemic heart failure: anti-inflammatory role. J Cardiothorac Surg. 2011;6:43.

100. Zeyda M, Stulnig TM. Adipose tissue macrophages. Immunol Lett. 2007;112(2):61–7.

101. Rigotti G, Marchi A, Galie M, et al. Clinical treatment of radiotherapy tissue damage by lipoaspirate transplant: a healing process mediated by adiposederived adult stem cells. Plast Reconstr Surg. 2007;119(5):1409–22; discussion 1423–4.

102. Wang M, Crisostomo PR, Herring C, Meldrum KK, Meldrum DR. Human progenitor cells from bone marrow or adipose tissue produce VEGF, HGF, and IGF-I in response to TNF by a p38 MAPK-dependent mechanism. Am J Physiol Regul Integr Comp Physiol. 2006;291(4):R880–4.

103. Zhu M, et al. Supplementation of fat grafts with adipose-derived regenerative cells improves long-term graft retention. Ann Plast Surg. 2010;64(2):222–8.

104. Planat-Benard V, Silvestre JS, Cousin B. Plasticity of human adipose lineage cells toward endothelial cells: physiological and therapeutic perspectives. Circulation. 2004;109(5):656–63.

105. Rehman J, Traktuev D, Li J, et al. Secretion of angiogenic and antiapoptotic factors by human adipose stromal cells. Circulation. 2004;109(10):1292–8.

106. Bieback K, Kinzebach S, Karagianni M. Translating research into clinical scale manufacturing of mesenchymal stromal cells. Stem Cells Int. 2011;2010:193519.

107. Dominici M, Le Blanc K, Mueller I, et al. Minimal criteria for defining multipotent mesenchymal stromal cells. The International Society for Cellular Therapy position statement. Cytotherapy. 2006;8(4):315–7.

108. Zhu M, Shanahan R, Alfonso Z, Arm DM. Nonenzymatic methods to obtain regenerative cells from adipose: is it practical or even possible? IFATS conference, Quebec City, Canada; 2012.

109. Bieback K, Schallmoser K, Kluter H, Strunk D. Clinical protocols for the isolation and expansion of mesenchymal stromal cells. Transfus Med Hemother. 2008;35(4):286–94.

110. Bieback K, Hecker A, Schlechter T, et al. Replicative aging and differentiation potential of human adipose tissue-derived mesenchymal stromal cells expanded in pooled human or fetal bovine serum. Cytotherapy. 2012;14(5):570–83.

111. Lin CS, Xin ZC, Deng CH, et al. Defining adipose tissue-derived stem cells in tissue and in culture. Histol Histopathol. 2010;25(6):807–15.

112. Doi K, Tanaka S, Iida H, et al. Stromal vascular fraction isolated from lipo-aspirates using an automated processing system: bench and bed analysis. J Tissue Eng Regen Med. 2013;7(11):864–70.

113. Goldfarb RM, Shapiro AL. Benefits of autologous fat grafting using fat mixed with platelet-rich fibrin matrix (PRFM). Am J Cosmet Surg. 2012;29(1): 62–4.

114. Flynn J, Priestly M. Mesenchymal stem cells in clinical practice. In: Shiffman MA, Di Guiseppe A, Bassetto F, editors. Stem cells in aesthetic procedures. Berlin: Springer; 2014. p. 365–83.

115. Cervelli V, Gentile P, Grimaldi M. Regenerative surgery: use of fat grafting combined with platelet-rich plasma for chronic lower-extremity ulcers. Aesthetic Plast Surg. 2009;33(3):340–5.

116. Cervelli V, Gentile P, Scioli MG, et al. Application of platelet-rich plasma in plastic surgery: clinical and in vitro evaluation. Tissue Eng Part C Methods. 2009;15(4):625–34.

117. Obi LJ. Specialized stem cell fat transfer to face. In:

Shiffman MA, Di Giuseppe A, Bassetto F, editors. Stem cells in aesthetic procedures. Berlin: Springer Verlag; 2014.

118. Alexander RW. Fat transfer with platelet-rich plasma for breast augmentation. In: Shiffman MA, editor. Breast augmentation: principles and practice, chap 54. Berlin: Springer; 2009. p. 451–69.

119. Gir P, Brown SA, Oni G, et al. Fat grafting: evidence-based review on autologous fat harvesting, processing, reinjection, and storage. Plast Reconstr Surg. 2012;130(1):249–58.

120. Maione L, Vinci V, Klinger M, et al. Autologous fat graft by needle: analysis of complications after 1000 patients. Ann Plast Surg. 2015;74(3):277–80.

121. Ad-hoc Committee. Report on autologous fat transplantation. ASPRS Ad-Hoc Committee on new procedures. Plast Surg Nurs. 1987;7:140–1.

122. Pierrefeu-Lagrange AC, Delay E, Guerin N et al. [Radiological evaluation of breasts reconstructed with lipomodeling]. Ann Chir Plast Esthet. 2006;51(1):18–28.

123. Gutowski KA, AFGT Fat Graft Task Force. Current applications and safety of autologous fat grafts: a report of the ASPS fat graft task force. Plast Reconstr Surg. 2009;124(1):272–80.

124. Chan CW, McCulley SJ, Macmillan RD. Autologous fat transfer – a review of the literature with a focus on breast cancer surgery. J Plast Reconstr Aesthet Surg. 2008;61(12):1438–48.

125. Bertolini F, Petit JY, Kolonin MG. Stem cells from adipose tissue and breast cancer: hype, risks and hope. Br J Cancer. 2015;112(3):419–23.

126. Motrescu ER, Rio MC. Cancer cells, adipocytes and matrix metalloproteinase 11: a vicious tumor progression cycle. Biol Chem. 2008;389(8): 1037–41.

127. Petit JY, Lohsiriwat V, Clough KB, et al. The oncologic outcome and immediate surgical complications of lipofilling in breast cancer patients: a multicenter study – Milan-Paris-Lyon experience of 646 lipofilling procedures. Plast Reconstr Surg. 2011;128(2):341–6.

患者选择　　5

　　大容量组织移植的一般先决条件是必须存在可供抽吸的脂肪，通常体重指数（BMI）需要达到 18 ~ 20 kg/m²。不过，当有更多的脂肪组织可供使用时，取脂这项工作就变得简单多了。

- 在理想情况下，患者的 BMI 应在 22 ~ 30 kg/m²。

　　好的基础条件的患者，是在大腿上部、腹部或臀部存在较多脂肪，而乳房较小。这种情况下，在减少多余脂肪的同时又可以增加乳房的体积，从而可获得优美的身材。

　　到目前为止还没有证据表明来自身体某一特定部位的脂肪更适合移植。因此在实践中，我们建议遵循患者自己的偏好选择供区。

　　根据经验，组织会保留其在供区的特性，也就是说，腹部来源的脂肪移植到乳房后，在体重增加时会继续增长。

- 水肿区的脂肪一般提取率较低，不建议作为移植供区。
- 许多临床医生一致认为吸烟会降低成活率，尽管还没有进行广泛的研究来支持这一观点。

6 当前技术

6.1 科尔曼的脂肪组织移植技术

科尔曼的自体脂肪组织移植技术是一项公开的技术，由科尔曼于 1988 年提出 [1]。该技术包括多个步骤，具体可分为三个阶段 [2]。如表 6.1 所示。

表 6.1 科尔曼自体脂肪组织移植程序

标准	方法
1	获取脂肪悬液
2	处理脂肪悬液
3	回输纯化脂肪

颗粒脂肪的获取采用肿胀吸脂法，肿胀

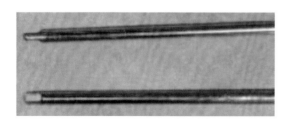

图 6.1 科尔曼吸脂针

液的用量应与颗粒脂肪的抽取量相适应。

将 11 G 的双孔钝针（约 3 mm）（图 6.1），连接 10 ml 注射器，通过切口插入皮下脂肪组织。轻拉起注射器柱塞，产生负压，少量脂肪颗粒被吸入注射器。随着柱塞被进一步拉起，最高可产生 0.52 bar 的负压 [3]。

- 科尔曼推荐形成 1 ~ 2 cm³ 的负压空间来获取脂肪。

得到足量的脂肪悬液后，堵住注射器头，放入无菌的离心机中，以 3000 转 / 分的速度离心 3 分钟（这相当于 920 g 的离心力）（图 6.2）。科尔曼不建议使用更高的离心力，因为会破坏组织 [2]。

- 在离心过程中，必须非常严格地保持无菌（开放过程）。

通常情况下，离心后形成三层。最上面的一层是受损脂肪细胞释放出来的油；最下面的一层是血液、利多卡因和林格溶液以及细胞碎片，中间层为脂肪颗粒（图 6.3）。

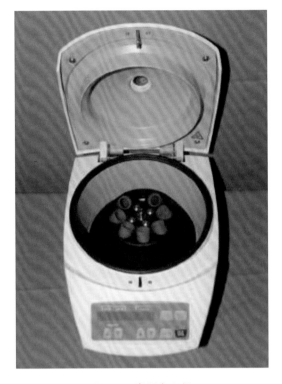

图 6.2　常温离心机

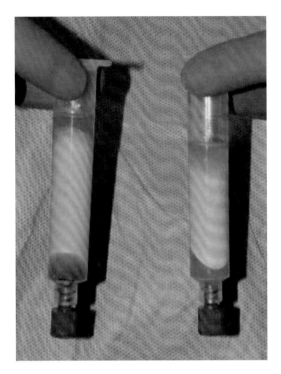

图 6.3　离心后分成三层

之后油层被吸出，残余的油可以用脱脂棉去除（图 6.4）。最下层的液体从注射器底部排出（图 6.5）。

　　纯脂肪通过鲁尔接头转移到 1 ml 注射器中备用（图 6.6）。

　　脂肪填充时使用科尔曼注脂针 I 、II 或 III ，直径为 14 或 16 G（Mentor）（图 6.7）。

- 科尔曼技术目前是最广泛使用的技术，甚至在科学出版物中也被视为参考标准。

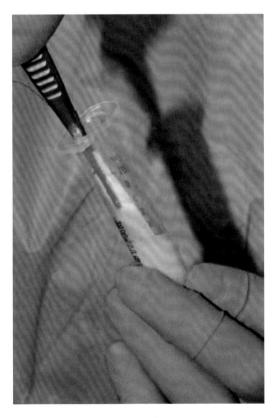

图 6.4　去除油层

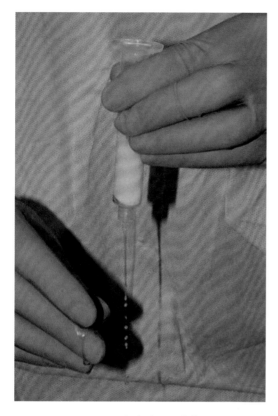

图 6.5　去除最下层液体

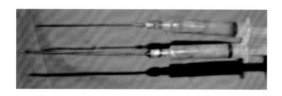

图 6.6　分装纯脂肪

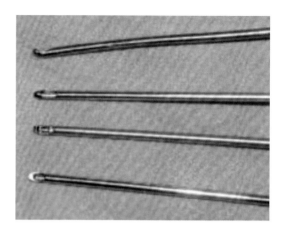

图 6.7　科尔曼注脂针 I 型

滤。

　　机械损伤和暴露在室内空气中是潜在的缺点。

　　有研究显示，在裸鼠移植模型中，过滤法比科尔曼法的油层分离度、脂肪成活率和干细胞含量更高[4]。但所需的时间长则是该技术的缺点，因此，该技术仅适用于少量脂肪。

　　在 Salinas 等的论文中[5]，使用无菌敷料过滤脂肪悬液可使纯化度达到 90%。

6.2.2　基于过滤器的系统

Tissu-Trans Filtron 过滤器特性

　– 大口径软管系统

　– 标准化低负压吸引器

　– 不离心

　– 800 μm 孔径的过滤系统，去除细胞碎片、油和水

　– 可以进行擦洗

　– 封闭式脂肪转移

（参考 [6]）

6.2　其他脂肪移植技术

6.2.1　无菌敷料纯化法

　　将吸脂液置于无菌敷料上过滤是一种既成熟又节省成本的技术。除了一根抽吸针、一根引流管和无菌敷料外，不需要其他设备。甚至可以用抽吸针和排水管来辅助过

6.2.2.1 Shippert 流程

Shippert 系统
- Tissu-Trans Filtron 过滤器
- Shippert 技术
- 德国销售商 Asclepios Medizintechnik

该脂肪悬浮液的获取和处理技术由 Ron D.Shippert 在 2006 年提出 [6]。用 Shippert 技术获取脂肪是一个封闭的抽吸和加工过程。Shippert 系统（组织过滤器，Shippert 技术）包括一根大口径软管和不同大小的过滤接收装置（100 ml、300 ml、500 ml、1200 ml、2000 ml。图 6.8 ）。

与传统的吸脂术相比，此系统在肿胀抽吸过程中使用低负压，通常用直径最大为 3 mm 的吸脂针。Shippert 建议的负压为 –500 ~ –250 mmHg。

接收瓶内有孔径为 800 μm 的内置过滤器（图 6.9 ）。通过集成的过滤器，可以分离出油，水和可溶性添加剂，例如肾上腺素。收获所需的脂肪悬浮液后，可以通过连接器以无菌的方式将其分配到小体积的注射器中（图 6.10 ）。

Shippert 指出，软管和过滤器系统的设计，消除或改善了一些不利因素（见摘要）。因此，大口径软管有助于进一步防止对抽吸物的损坏。即使对于较短的软管，也采用相同的设计。

因为不需要离心，所以不需要配备人员来离心。此外，也不需要等待离心，不需要搅拌或刮取脂肪等操作。

由于这是一个封闭系统，因此绝对排除了任何可能通过空气或人员造成的污染。与其他手动抽吸技术相比，借助 Tissu-Trans Filtron 过滤器系统，可在可重复且恒定的负压条件下收获脂肪抽吸物。

因此，Tissu-Trans Filtron 过滤器法可用于需要在标准条件下获取脂肪抽吸物的临床

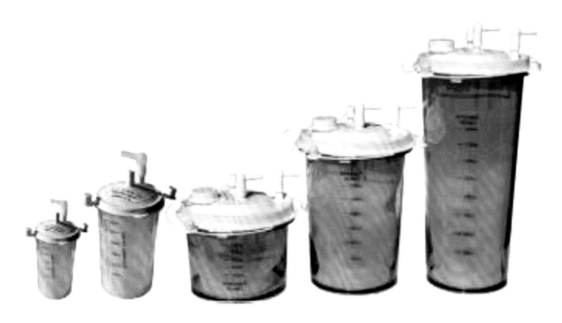

图 6.8 带有集成过滤器系统的不同大型过滤器接收瓶（ 100 ml，300 ml，500 ml，1200 ml，2000 ml ）（ ©Shippert Medical Technologies Inc. 友情提供 ）

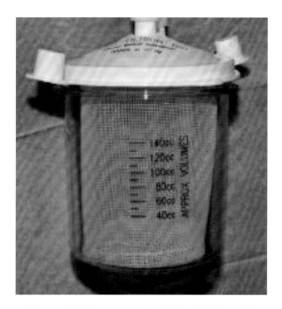

图 6.9　孔径为 800 µm 的过滤器装置的细节图

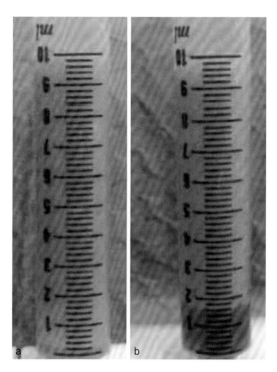

图 6.11　（a，b）Tissu-Trans Filtron 过滤器抽吸 0 min（a）和 60 min（b）后。原始的吸脂悬液平均含 15% 的水

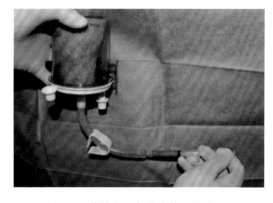

图 6.10　无菌抽出以备将来使用的脂肪悬液

研究，标准化的组织采集是临床研究所必需的。

　　有研究[7]分析了静置 1 小时后游离脂肪（油）、脂肪和水的比例，脂肪的百分比平均为最初抽吸量的 85%（图 6.11）。即使经过离心，脂肪的百分比也在 75% ~ 80%（自己的数据）。水的部分含有高百分比的生长因子和脂肪细胞因子（已投稿）。在自体脂肪移植时，应考虑脂肪抽吸物中所含的残留液体，并最大限度地纯化脂肪。等待 60 分钟后，在任何研究样品中都不能检测到油相。

　　Fisher 等最近发现，相对而言残留油含量为 1% 几乎没有意义[4]。使用 Shippert 系统提取的脂肪细胞活性与其他提取技术相比没有显著差异[8]（图 6.12）。

　　在 Fisher 等的研究中发现，使用 Shippert 方法采集的脂肪颗粒直径为 3 mm[4]。在这个过程中，被丢弃的滤液中的颗粒直径平均为 300 µm。

　　在使用 Shippert 系统过滤后丢弃的水 - 油部分中，Fisher 等人几乎没有发现任何活细胞，而是细胞碎片。从今天的角度来看，Shippert 系统选择的 800 µm 过滤孔径是否代表最优选择是一个悬而未决的问题。在这个领域，还需要进一步的研究，因为在体内研

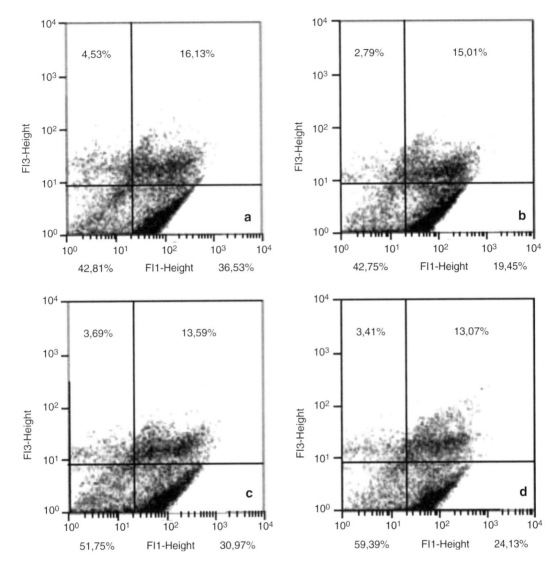

图 6.12 女性患者来源的活细胞数评估象限图：（a）Tissu-Trans Filtron 过滤器，（b）以 920 g 离心的科尔曼脂肪，（c）以 1840 g 离心的科尔曼脂肪，（d）天然脂肪组织，x 轴，膜联蛋白 -V FITC；y 轴，碘化丙啶（PI）。以上各组的活细胞的数量没有显著性差异

究中，300 μm 左右的脂肪颗粒活性最强[9]。

意义

Tissu-Trans Filtron 过滤器系统的优势在于它是一种操作简单的闭环系统：在吸脂结束时，即能得到过滤后的脂肪悬液，其中含有生长因子。

与科尔曼技术中的手动吸脂法相比，该技术采用机械吸脂，术者只需较少的体力即可完成吸脂过程，这是一个巨大的优势，特别是在大量吸脂时。

6.2.2.2 LipiVage 脂肪分装

> **LipiVage**
> - Genesis Biosystems，美国路易斯维尔
> - 德国营销商：Polytech Health & Aesthetics GmbH

一次性无菌注射器（50 ml）直接连接到吸脂机上，基本上形成一个闭环系统。油和水通过一个集成过滤器去除。通过鲁尔连接头，向较小的注射器无菌分装[10]。

6.2.2.3 纯脂移植

> **纯脂移植**
> - Solana Beach，加利福尼亚州，美国
> - 德国营销商：Aromando Medizin Technik

这个产品也是一种封闭式过滤系统，有两个过滤袋。目前，有三种规格可供选择（50 ml，250 ml，850 ml）。

将收集的脂肪悬液转移到一次性无菌小袋中，用林格液洗涤两次，然后分装到 1 ml 注射器中进行脂肪移植。在面部脂肪填充时，通过 3D 表面扫描仪检测（Vectra），证明与使用科尔曼技术获取的脂肪相比，该产品获得的脂肪具有更高的存活率（41% *vs.* 32%，平均术后 17 个月[11]）。

6.2.2.4 旋转系统

> **旋转系统**
> - Life Cell Inc. Branchburg 新泽西州，美国

该系统基本上是一个闭环系统，在许多方面与 Shippert 系统相似。在该系统中，脂肪悬液也被收集在带有内置过滤器系统的单个塑料容器中，内置过滤器的孔径为 200 μm。此外，该系统上还有一个手动螺旋桨，能够刮取和混合脂肪移植物。在裸鼠模型中，与科尔曼技术相比，该系统的脂肪存活率更高[12]。

6.2.3 基质和干细胞富集系统

- 所有系统都必须遵守组织转移法的法律规范，其中包括进一步处理基质和干细胞。干细胞富集的优势尚未得到证实[13]。

6.2.3.1 清洁系统

> **清洁系统**
> - Cytori Therapeutics Inc. 圣地亚哥，加利福尼亚，美国

未经离心的脂肪细胞在闭环系统中通过几个步骤进行清洗，在约 2 小时的吸脂过程中，基质和间充质干细胞以及内皮祖细胞（"基质血管部分"）通过人胶原酶消化获得，最后颗粒脂肪可与基质细胞浓缩物混合，用 10 ml 注射器和 1 mm 直径的科尔曼注脂针进行注射。

6.2.3.2 其他系统

其他类似的基于酶消化法的商用系统包括：

- Multistation Minilab（Multistation P&C International, 韩国）
- Lipokit GT（Medikan International Inc. 韩国）

此外，还有一个机械处理的系统：

- Fastem-Corios System [14]。

6.3 通过外部负压器预扩张（BRAVA 系统）

早在 20 世纪 90 年代，Roger Khouri 就开发了一种通过外部负压扩张装置进行体积扩张的系统 [15]。他最初的目的是在非手术的情况下，只是间断性地佩戴一个可控的负压装置来增大乳房。但是这种方式的增大效果是有限的；要获得持续的效果，人们必须得反复佩戴这种装置。

随着自体脂肪移植隆乳技术的出现，这项技术的两个关键优势（决定性因素）很快变得明显：

- 可移植的脂肪组织最大量
- 永久存活脂肪组织的百分比 [16]

哪些因素决定脂肪细胞和前脂肪细胞的存活率以及如何干预，是令人感兴趣的问题。

受区的质量和接受能力是影响脂肪组织存活的重要因素。Khouri 发现，BRAVA 系统不仅可以用于乳房的永久性体积增大，还可以用于脂肪转移前受区皮下的暂时性扩张。因此，受区皮下的肿胀和血管新生不仅改善了植入脂肪的生存条件，而且有助于通过增加受区的体积来增加注射材料的移植量 [17]。

经过数周，紧致且无弹性的受区皮肤被扩张，初次填充后形成的受区瘢痕组织被松解，这些是该系统相对于单纯脂肪移植的优势。

- 在多次注射过程中，受区组织不断变硬，限制了受区的进一步扩张，通过该预扩张可进一步提升受区的容量。

6.3.1 技术

BRAVA 系统包括：

- 两个带有半黏性硅胶边框的罩杯
- 一个手动快速排气泵
- 一个可产生 15～30 mmHg 持续负压的自动气泵（又称 SmartBox）（图 6.13）

为选择罩杯而采集的生物学数据（详见摘要）。

记录扩张前乳房生物学数据
- 上下胸围
- 下垂程度
- 乳头至锁骨距离
- 胸罩尺寸
- 体重指数等

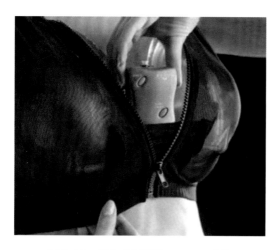

图 6.13　带自动气泵的 BRAVA 系统

除此之外，还要进行乳房的测量（增大或重建的美学参数）。根据这些数据计算罩杯的最佳尺寸和形状。因为一个身材苗条高大、胸部小而紧实的女士和一个身材矮小、乳房轻微下垂的女士需要不同的罩杯。

首次使用该系统时，要指导患者如何操作该系统和皮肤护理。两个罩杯（乳房重建的仅需一个罩杯）无张力地放置在皮肤上，使柔软半黏的硅胶底盘与乳房四周的皮肤完全贴合，同时整个待扩大的组织保持放松状态（图 6.14）。

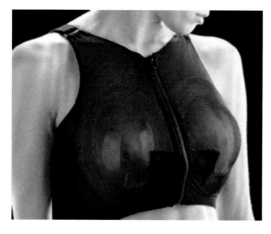

图 6.14　佩戴 BRAVA 系统设备的患者

- 需特别注意的是当乳房形态不规则时，罩杯底盘的内边缘要比乳房下缘低一点。

手动泵和自动泵通过软管系统连接到罩杯上。最好使用手动泵产生所需的负压，然后由自动泵维持。对于胸廓狭窄的患者，起初放上罩杯后，底盘的硅胶边缘与皮肤贴合不紧，在产生负压后就会自动与皮肤紧密贴合。

- 后续的皮肤护理和观察至关重要。这是因为皮肤发炎是最常见的并发症之一，有时会导致治疗中断甚至终止。

根据个人的耐受性，应优先选用包装中自带的皮肤护理产品，因为其他产品可能会损害罩杯底盘的硅胶边缘。

- 除包装中自带的皮肤护理产品外，其他护肤品可能会损害该系统的材料。

6.3.2　应用

最终效果取决于该系统的穿戴情况。

6.3.2.1　术前

患者应该尽可能每天不间断地佩戴 8～10 小时，最好是整晚都戴。频繁的中断或密封性不好都可能会降低成功的可能。

所需的时间取决于扩张组织的质量，可以在取下罩杯直接检查进行评估。如果佩戴正确，几天后就会出现明显的组织水肿（图 6.15）。

- 在扩张治疗结束时，增大的体积应几乎与预期的术后增大的体积相同（图 6.16）。

一般来说，术前佩戴 4～6 周是必要的。因此，在佩戴期快结束时，应加强每日使

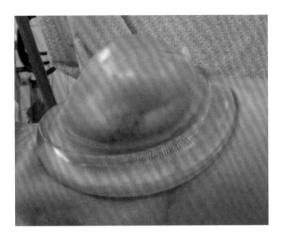

图 6.15 罩杯下的组织扩张

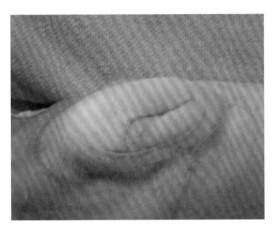

图 6.16 瘢痕的扩张和增大，（临时）扩张量与随后（永久）的填充结果相一致

用，在术前的最后几天里，不能中断使用。对于皮肤相对松弛并具有美学指征的，佩戴 4 周即可，紧且小的乳房或乳房切除术后的瘢痕则需要更长的治疗时间（图 6.17）。

接受过放射治疗的患者是一组特殊的适应证人群。受过放疗的组织会失去弹性；即使只注射了少量的脂肪，组织压力也会不成比例地明显升高[18]。需要移植的脂肪总量明显高于未经放疗的乳房。在这种情况下，术前的预扩张不仅可以减少脂肪移植的次数，而且可以非偶然性的得到永久的治疗效果。

6.3.2.2 术后

术后 24 小时应再次使用该系统，并继续佩戴 10 ~ 14 天。这样在血管新生重建血运之前，移植的脂肪被固定并稳定下来，就像皮肤移植一样，以确保脂肪细胞得以存活。另外，在愈合的关键阶段，皮肤罩的扩张会降低组织的压力。

意义

总之，外部预扩张可显著提高乳房自体脂肪移植的成活率。女性患者的良好依从性很重要，只有在治疗前和治疗中详细地咨询和示范才能实现。依从性不好的女性患者需尽早发现，在首次面诊时就要发现并记录。如果患者想通过使用 BRAVA 系统获得成功，后续的合作是必不可少的（图 6.18）。

治疗目标
- 增大受区组织
- 扩张皮肤罩
- 降低组织压力
- 扩大瘢痕组织
- 术后固定

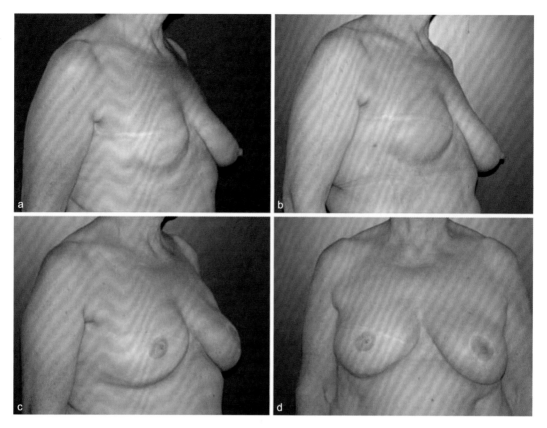

图 6.17（a-c）右侧乳房切除术后。（a）用 BRAVA 行预扩张，（b）复诊：可见水肿和充血，（c，d）右侧乳房自体脂肪移植术后 4 年，并重建乳头乳晕（MAC 重建），左侧乳房悬吊术后

6.3.3　使用外部扩张系统治疗不规则乳房（BRAVA-AFT）

　　除了那些有隆乳和乳房再造需求的患者外，乳腺发育不良导致形态不规则的患者也是强烈需求自体脂肪移植的适应证人群。

　　这一组主要是存在先天性纤维化结构（管状乳房；图 6.19）或乳腺部分或完全纤维化（Poland 综合征，Amazon 综合征）的年轻女性，与发育正常但偏小的乳房相比，这些情况难以进行脂肪注射治疗的。

　　管状乳房存在特殊的解剖结构，乳房下极纤维挛缩，皮肤覆盖不足，乳头乳晕复合体松弛下垂。这样的结构导致注射的脂肪会顺压力向相对松弛的乳房上极移动，致使下极无法获得充盈的效果，而下极是最需要矫正的部分。

　　这种重要的外部预扩张技术可解决上述问题。将罩杯放置于胸部较低的位置是关键。这是因为乳房增大则下皱襞需要下移，这样才符合美学标准。

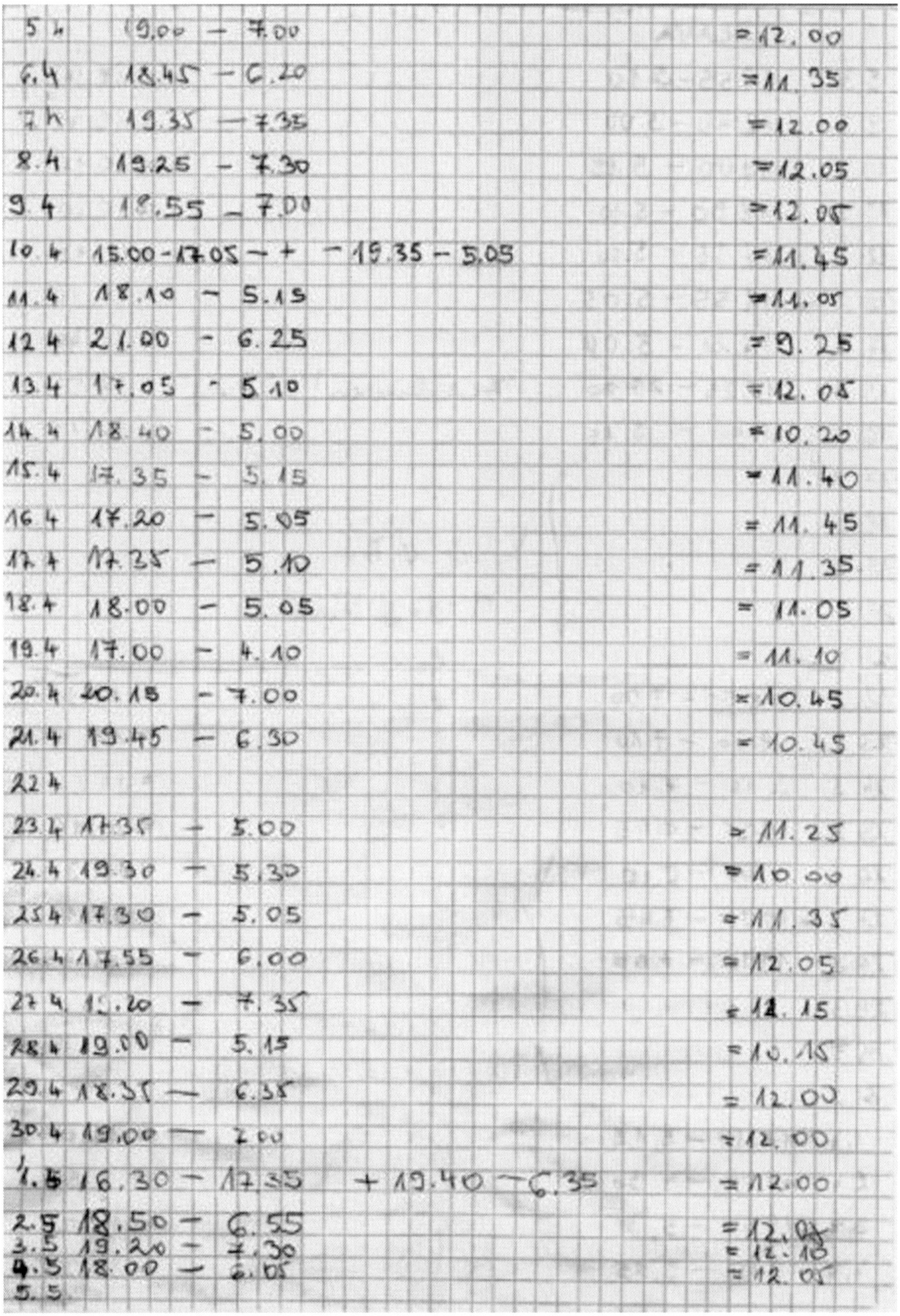

5.4	19.00 — 7.00		≈12.00
6.4	18.45 — 6.20		≈11.35
7.4	19.35 — 7.35		≈12.00
8.4	19.25 — 7.30		≈12.05
9.4	18.55 — 7.00		≈12.05
10.4	15.00 - 17.05 — +	— 19.35 — 5.05	≈11.45
11.4	18.10 — 5.15		≈11.05
12.4	21.00 — 6.25		≈9.25
13.4	17.05 — 5.10		≈12.05
14.4	18.40 — 5.00		≈10.20
15.4	17.35 — 5.15		≈11.40
16.4	17.20 — 5.05		= 11.45
17.4	17.35 — 5.10		≈11.35
18.4	18.00 — 5.05		= 11.05
19.4	17.00 — 4.10		= 11.10
20.4	20.15 — 7.00		≈10.45
21.4	19.45 — 6.30		≈10.45
22.4			
23.4	17.35 — 5.00		≈11.25
24.4	19.30 — 5.30		≈10.00
25.4	17.30 — 5.05		≈11.35
26.4	17.55 — 6.00		≈12.05
27.4	1.20 — 7.35		= 11.15
28.4	19.00 — 5.15		≈10.15
29.4	18.35 — 6.35		= 12.00
30.4	19.00 — 7.00		≈12.00
1.5	16.30 — 17.35	+ 19.40 — 6.35	≈12.00
2.5	18.50 — 6.55		≈12.05
3.5	19.20 — 7.30		= 12.10
4.5	18.00 — 6.05		≈12.05
5.5			

图 6.18　患者记录每日佩戴 BRAVA 的情况

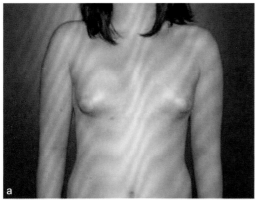
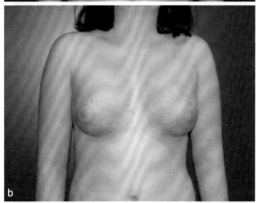
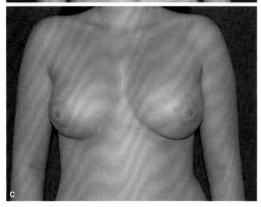

图 6.19 （a~c）管状乳房。（a、b）行预扩张、脂肪填充和 3D 网 Rigottomy 技术扩张术后 1 周；（c）术后 18 个月，效果稳定（1 次手术）

6.3.3.1 术前

患者在应用此套系统时应该接受精心的指导。需要在相对较大的范围中选择罩杯的规格，使达到扩张效果后的整个乳房也能处于罩杯的硅胶边缘以内。

- 注意：应避免罩杯在乳房的脂肪组织上产生任何压力（"压力杀死脂肪"）。

术前扩张阶段应由整形外科医生或有医疗资质的人员指导，并检查是否成功。乳晕明显水肿，并向罩杯边缘扩散是使用正确的明显标志；皮肤肿胀的原因是由于皮肤因水肿而变厚。

- 扩张结束时，应达到脂肪填充后预期的体积和形状。注射的脂肪代替了扩张引起的暂时性水肿。

如果通过 BRAVA 系统达到了显著的效果，则应再次就如何佩戴该系统和持续时间向患者进行指导，并应再延长 2~3 周的使用时间。

佩戴的周期因人而异，主要取决于以下因素：

– 皮肤的质量
– 皮下软组织的厚度
– 瘢痕的扩展程度

按时间表定期检查扩张效果。

扩张治疗结束时应达到预期的脂肪移植术后的体积，这是最重要的标准。持续佩戴时间 4~6 周，必要时可延长 2~4 周[19]。

6.3.3.2 术中

对于管状乳房，术中必须通过在结缔组织中行多个非常小的切口来松解乳房下极的纤维束（3D 网 Rigottomy 技术，图 6.19）使用 14 ~ 16 G 针拨断皮下结缔组织的纤维化部分，在此过程中不要产生大的腔隙，以防止注射的脂肪融合。

该系统应在手术前全程佩戴，仅在手术即将开始时取下，以便在尽可能长的时间内维持扩张的效果。

脂肪移植应遵循下列常规操作规则；使用 2 ~ 2.5 mm 直径的注脂针，在皮下组织和胸大肌内少量多次立体注射（避免成团注射）。在此过程中，由于受区已经被扩张，填充的最大量与常规方法相比可有所提高。

6.3.3.3 术后

从术后第一天开始，就要继续佩戴 BRAVA 系统，同时，需要给予良好的皮肤护理，并彻底清洁罩杯的硅胶边缘。

• 最后，如果注射针孔存在持续性分泌物就暂缓佩戴，直到伤口完全愈合。

术后，待伤口愈合后，需再佩戴 2 周，以便在血管再生的早期阶段固定组织，通过周围的软组织覆盖来降低乳房的压力。

• 注意：必须注意操作，尤其是正确放置罩杯，避免罩杯对注射的脂肪组织产生任何压力。

> **注意事项**
> – 罩杯下界的位置要低
> – 充分形成水肿
> – 术中应用 3D 网松解技术

6.4 BEAULI 方案

为了能够快速、可靠、高质量地获取大量脂肪（＞100 ml），经过几次预实验后，Ueberreiter 在 2007 年提出了 BEAULI 方案，并完成了前瞻性、体重指数控制下的多中心实验[20-21]。

该技术主要基于 Human Med 公司（什未林，德国）制造的水动力射流吸脂设备（图 6.20 "*Body-jet*"）。

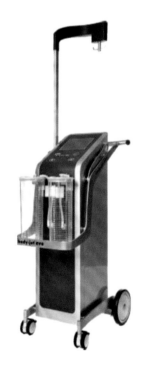

图 6.20 *Body-jet* 水动力系统（由 Human Med 公司友情提供）

该设备具有双通道套管（图 6.21），肿胀液以不同的压力和速度从内管射出，在抽吸过程中可通过脚踏板控制。该设备的优点如下：

– 通过持续的水流保护脂肪颗粒
– 获得的脂肪颗粒小（0.7 ~ 1.2 mm）[22]，易成活，非常适合移植[23]

6.4.1 变美的前提条件

我们只接受体重指数在 18 以上的非吸烟女性患者。最适合的是那些腹部或大腿上部有大量脂肪堆积的女性患者，以便获得双重的手术效果。

术前应考虑好吸脂区域大致可以吸出的脂肪量。因为在大多数情况下，做两次移植手术至少间隔 3 个月时间，所以最好术前协

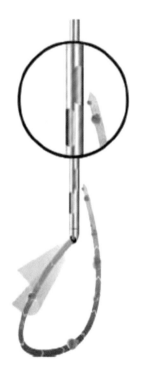

图 6.21 *Body-jet* 水动力系统的吸脂针的功能（由 Human Med 公司友情提供）

商好在不同区域抽吸。

- 单个区域最多可以抽吸 3 次。

以下是容易进行抽吸的经典区域：
– 腹部和臀部 / 侧面
– 大腿外侧（"马裤腿"），大腿内侧和膝内侧
– 臀部

强烈建议在每次移植前告知患者，最终增大的体积约为乳房一半的大小，相当于 100 ~ 150 ml 的硅胶植入物。可以提前将这么大小的植入物放入患者胸罩中，这样她们就可以体会到增大后的效果。如果在咨询中，患者希望通过一次手术获得更大的乳房增大量，应该建议其不要行自体脂肪移植术。

- 为了达到理想的增大效果，必须做两次移植的，可以在 3 个月内完成。警告：每次过度移植（每侧乳房填充超过 250/300 ml）将会导致脂肪细胞凋亡、吸收甚至油性囊肿。

6.4.2 麻醉和镇静

吸脂手术是在基础镇静加局麻下进行的。但是，因为必须等待局麻生效，所以需在局麻下完成的工作会相当缓慢。

当然全麻也是可以的，但由于患者缺乏配合，抽吸会变得困难，尤其是身体的背侧。此外，由于缺乏肌肉防御，受伤的风险也会增加。

高位硬膜外麻醉也是一种很好的选择，这种麻醉方式在赫尔辛基已经使用了好几年，而且很有优势。患者在整个手术过程中是可以活动的，但没有疼痛感。

6.4.3 肿胀液

肿胀液配比：1 L 生理盐水中加入 500 mg 利多卡因和 1 ml 1∶1000 肾上腺素。

> 例如：3 L 生理盐水中加入 150 ml 1% 的利多卡因和 3 ml 1∶1000 的肾上腺素

如果在局部麻醉下进行手术，还应加入碳酸氢钠（8.4 mVal 的碳酸氢钠 12.5 ml/L），以减轻浸润麻醉过程中的疼痛。

由于对脂肪前体细胞有很高的毒性，应避免使用丙胺卡因[24]。根据经验，最好使用 3 L 或 5 L 的大容器，填充双侧乳房时供区需注射 1~2 L 的肿胀液以获得 500 ml 的脂肪。

- 一个重要的注意事项是术前需将肿胀液进行加热至体温。

6.4.4 准备

在病房内就为患者准备好可在整个手术过程中穿着的一次性内衣。这样不论在患者站着或坐在手术台上时，都可以轻松地进行皮肤消毒，即使需要多次翻身，也不会影响无菌环境和吸脂过程。

在我们的诊所里，我们使用预先包装好的成套设备，包括手术所需的所有材料，如无菌单、手术衣、注射器、敷贴等。

6.4.5 手术

6.4.5.1 抽吸

用 11 号手术刀在术前标记的区域做小切口，通过这些切口，将吸脂区域进行局部肿胀麻醉。与传统的肿胀技术相比，每个区域只需进行 100~200 ml 的基础浸润。注水的压力设置为 3~4 级，在 BodyJet Evo 设置为"长 4"。

为了避免出现血肿，扩大填充的空间，使脂肪分布更均匀，吸脂前可在双侧乳房的皮下和乳腺后间隙注射肿胀液（每侧约 200 ml）。这样做可使脂肪分布起来更容易，但这项革新还需长期观察来评估效果。恰当的做法是局部浸润麻醉后再将肿胀液注入乳房。

然后，2.5 ml 的注水针换成 3.8 ml 的快速吸脂针。

LipoCollector（Human Med 公司）与吸脂器连接（图 6.22）。脂肪被保留在 Lipo-Collector 里面，只有多余的肿胀液被吸到收集瓶中。

采用低负压（-500）以使脂肪细胞受到最小的损伤。原则上，较低的负压是有利的，但是也会使抽吸效率降低。射水压力设置为 1（水动力吸脂机，设置范围为 1~5），吸脂功能同时开启。现在应注意，因为持续的射水浸润，吸出的脂肪和肿胀液的混合物将不会变干。与过大的吸力相比，剪切力更容易破坏脂肪细胞。

6.4.5.2 处理移植物

液体和脂肪在 LipoCollector 中自动分离，液体被吸入废液收集器中。大约 600 ml 的漂浮脂肪（LipoCollector 的刻度）可获得每侧乳房填充 250~280 ml 的脂肪量。获得足够的脂肪后，底阀连接到负压装置，将负压降低至 -200 mmHg，以免损坏滤网。随废液排出的油性碎屑含量一般在 10~100 ml，其中不含任何有活力的细胞，而且真正的脂肪颗粒不会通过滤网。

纯化的脂肪被吸入 50 ml 的注射器。较大的注射器有助于评估移植的脂肪量。50 ml 注射器连接到用于注射的 10 ml 螺口注射器上。

注射器间的脂肪转移如图 6.23 所示。

6.4.5.3 填充

- 使用 5 个 10 ml 的注射器，可以对注射量进行更精确地控制，这在实践中已证明是便于操作的。

如前所述，获取尽可能小的脂肪颗粒对于移植成功来说至关重要。填充时，需要在组织中均匀分布，并严格避免在一个点上大量堆积，从而保证在血管新生前移植的脂肪从周围组织中能获得足够的养分。为了达到理想的效果需要使用足够长的钝针，通常在乳房下皱襞下方约 2 cm 处作为进针点（图 6.24 ）。

如果医生想通过多个进针点达到均匀分布的效果，也是可行的。在这种情况下，可以在乳晕边缘进针。但请记住每一个进针点都会留下一个小的瘢痕。

两种常用方法：

- 注脂针以约 10 cm 的距离来回移动，同时按压柱塞，通过 10 ~ 20 次地活塞运动将 10 ml 注射器中的脂肪均匀分布在组织中（图 6.24 ）。
- 注脂针来回移动 10 cm 的距离，填充量约 1 ml。为了精确定量，可在注射器上放置机械装置。

填充脂肪后的区域一般能够产生弹性反弹，但变硬才达到填满的程度。

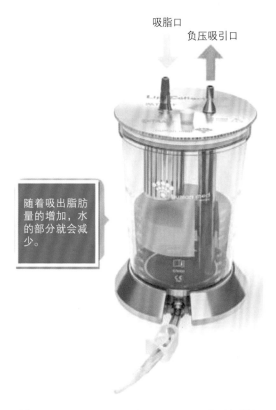

图 6.22　LipoCollector（ Human Med 公司提供 ）

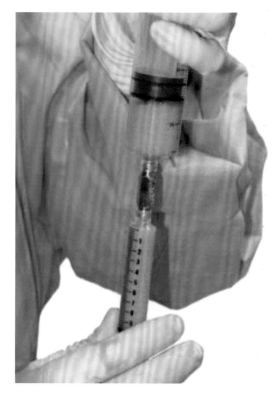

图 6.23　将脂肪转移到 10 ml 注射器中

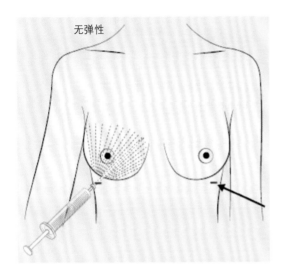

无弹性

图 6.24 脂肪注射填充（根据 K. Ueberreiter 图表绘制）

脱落，患者甚至可以淋浴。同样，吸脂区的进针点也可以用胶带封闭。建议先用酒精纱布清洁伤口周围，这样胶带会粘贴得更紧。

6.4.5.4 术后

术后穿一件合适的束身衣来压迫吸脂区。用一卷宽的吸水棉垫来给乳房保暖。术后 4 周内，应避免戴胸罩或剧烈运动（运动、按摩）造成的压迫。

告知患者，肿胀期的效果是二次填充后的远期效果（术后 7 ~ 10 天为肿胀期）。在此期间，建议为患者采取"自拍照"的方式进行随访观察。下一次脂肪移植可以在 3 个月后进行；二次或多次的脂肪移植是容易做到的。

图 6.25 显示了一个病例。

- 自体脂肪隆乳患者，每侧乳房应填充 200 ~ 300 ml 的脂肪，在大多数情况下，我们一般填充约 250 ml。

在一项 MRI 控制下的前瞻性研究中证明，大约 80% 的脂肪组织可以存活。但只有离心后的纯脂肪成分才能用于评价。其中 75% 是移植的脂肪[20, 25]，25% 是脂肪中的肿胀液。

- 可以认为移植脂肪的存活率（总体上）为 60%。存活后相当于（在平均移植量为 250 ml 的情况下）增加半个罩杯的体积。

进针点应用免缝胶带 10 天左右。如 Hartmann 公司的 Omnistrip 免缝胶带（R）已经被证明是可靠的，在需要的时间内不会

> **实践总结**
>
> 本文描述的自体脂肪移植的 BEAULI 方案（TM）可以满足成功移植脂肪的全部要求。在过去的 10 年里，世界上成千上万的案例证明了这种方法是可靠的。最大的优势在于结果的可靠性、执行的简单性和快速性以及几乎没有任何并发症。如果一个人有过一些实际操作经验，进行双侧美容隆乳手术所需的时间不超过 60 分钟。一次手术就可以使乳房增大半个罩杯的满意效果。
>
> 其他可能的应用前景还包括用自体脂肪代替硅胶假体置入物[26]以及乳腺癌术后的乳房重建[27]。

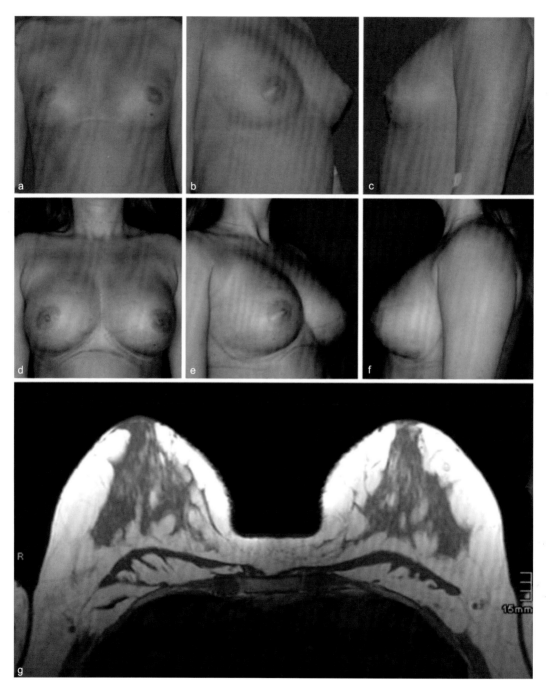

图 6.25   治疗前（a-c）。2 次治疗后 5 年（d-f）。术后 5 年的 MRI 结果（g）

参考文献

1. Coleman SR. Structural fat grafting. Aesthet Surg J. 1998;18(5):386, 388.
2. Coleman SR, Mazzola RF. Fat injection: from filling to regeneration. St Louis: Quality Medical; 2009.
3. Herold C, Utz P, Pflaum M, Wilhelmi M, Vogt PM, Rennekampff HO. Negative pressure of manual liposuction with Coleman technique is highly dependant on the position of plunger of the syringe. J Plast Reconstr Aesthet Surg. 2012;65(7):983 4.
4. Fisher C, Grahovac T, Schafer M, Shippert R, Marra K, Rubin P. Comparison of harvest and processing techniques for fat grafting and adipose stem cell isolation. Plast Reconstr Surg. 2013;132:351.
5. Salinas HM, Broelsch GF, Fernandes JR, McCormack MC, Meppelink AM, Randolph MA, Colwell AS, Austin WG. Comparative study of processing methods in fat grafting. Plast Reconstr Surg. 2014;134:675–83.
6. Shippert RD. Autologous fat transfer: eliminating the centrifuge, deceasing lipocyte trauma and establishing standardization for scientific study. Am J Cosmet Surg. 2006;23:21–7.
7. Herold C, Pflaum M, Utz P, Wilhelmi M, Rennekampff HO, Vogt PM. Viability of autologous fat grafts harvested with the Coleman technique and the tissu trans system (shippert method): a comparative study. Handchir Mikrochir Plast Chir. 2011;43(6):361–7.
8. Utz P. Comparison of human fat grafts obtained by the Coleman technique and the Shippert method [Inaugural dissertation]. Hannover Medical School; 2012.
9. Eto H, Kato H, Suga H, et al. The fate of adipocytes after nonvascularized fat grafting: evidence of early death and replacement of adipocytes. Plast Reconstr Surg. 2012;129:1081–92.
10. Ferguson RE, Cui X, Fink BF, Vasconez HC, Pu LL. The viability of autologous fat grafts harvested with the LipiVage system: a comparative study. Ann Plast Surg. 2008;60:594–7.
11. Gerth D, King B, Rabach L, Glasgold R, Glasgold M. Long term volumetric retention of autologous fat grafting processed with closed-membrane filtration. Aesthet Surg J. 2014;34(7):985–94.
12. Ansorge H, Garza JR, MaCormack MC, Leamy P, Roesch S, Barere A, Connor J. Autologous fat processing via the Revolve system: quality and quantity of fat tissue retention evaluated in an animal model. Aesthet Surg J. 2014;34:438–47.
13. Peltoniemi HH, Salmi A, Miettinen S, et al. Stem cell enrichment does not warrant a higher graft survival in lipofilling of the breast: a prospective comparative study. J Plast Reconstr Aesthet Surg. 2013;66:1494–503.
14. Domenis R, Lazzaro L, Calabrese S, Mangoni D, Gallelli A, Bourkoula E, Manini I, Bergamin N, Toffoletto B, Beltrami CA, Beltrami AP, Cesselli D, Parodi PC. Adipose

tissue derived stem cells: in vitro and in vivo analysis of a standard and three commercially available cell-assisted lipotransfer techniques. Stem Cell Res Ther. 2015;6:2. https://doi. org/10.1186/scrt536.
15. Khouri RK, Schlenz I, Murphy BJ, Baker TJ. Nonsurgical breast enlargement using an external soft-tissue expansion system. Plast Reconstr Surg. 2000;105(7):2500–12; discussion 2513–4.
16. Khouri RK, Eisenmann-Klein M, Cardos E, et al. Brava and autologous fat transfer is a safe and effective breast augmentation alternative: results of a 6-year, 81-patient, prospective multicenter study. Plast Reconstr Surg. 2012;129(5):1173–87.
17. Del Veccio D, Fichadia H. Autologous fat transplantation – a paradigm shift in breast reconstruction. 2012. http://www.intechopen.com/books/breast-reconstruction-current-techniques/autologous-fat-transplantation-a-paradigm-shift-in-breast-reconstruction.
18. Klein SM, Prantl L, Geis S, et al. Pressure monitoring during lipofilling procedures. Clin Hemorheol Microcirc. 2014;58(1):9–17.
19. Mestak O, Mestak J, Bohac M, Edriss A, Sukop A. Breast reconstruction after a bilateral mastectomy using the BRAVA expansion system and fat grafting. Plast Reconstr Surg Glob Open. 2013;1(8):e71.
20. Ueberreiter K, von Finckenstein JG, Cromme F et al. [BEAULI – a new and easy method for large-volume fat grafts]. Handchir Mikrochir Plast Chir. 2010;42(6):379–85.
21. Ueberreiter K, Tanzella U, Cromme F, Doll D, Krapohl BD. One stage rescue procedure after capsular contracture of breast implants with autologous fat grafts collected by water assisted liposuction ("BEAULI Method"). GMS Interdiscip Plast Reconstr Surg DGPW. 2013;2:Doc03.
22. Mohrmann C, Herold C, Pflaum M et al. [Viability and particle size of fat grafts obtained with WAL and PAL techniques]. Handchir Mikrochir Plast Chir. 2015;47(4):246–52.
23. Pu LL, Yoshimura K, Coleman SR. Fat grafting: current concept, clinical application, and regenerative potential, part 1. Clin Plast Surg. 2015;42(2):ix–x.
24. Keck M, Janke J, Ueberreiter K. [The influence of different local anaesthetics on the viability of preadipocytes]. Handchir Mikrochir Plast Chir. 2007;39(3):215–9.
25. Herold C, Knobloch K, Grimme M, Vogt PM. Does the injection plane matter in autologous fat transplantation? Aesthet Plast Surg. 2010;34(5):678–9.
26. Ueberreiter K, Tanzalla U, Cromme F. Autologous fat tissue transplantation as a salvage process after capsular contracture. Von Heimburg, Lemperle, Asthetische Chirurgie, 26. ErgaÅNnzungslieferung, Sept 2011. Hüthig/Ecomed, Landsberg am Lech; 2011.
27. Hoppe DL, Ueberreiter K, Surlemont Y, Peltoniemi H, Stabile M, Kauhanen S. Breast reconstruction de novo by water-jet assisted autologous fat grafting – a retrospective study. Ger Med Sci. 2013;11:Doc17.

7 患者教育

我们在为患者提供建议时会向他们指出，单次手术一般仅能永久性增加半个罩杯大小。然而，术后最常讨论的不是乳房的大小，而是在吸脂区域可能存在的凹凸不平。因此，对患者进行关于吸脂可能产生的并发症的术前谈话尤为重要。

对于年轻皮肤紧致的患者，在精心吸脂操作的前提下，出现表面不平整的风险非常低。但是，当皮肤较松弛，脂肪层很厚时，发生皮肤表面不平整的可能性就非常大了，这取决于脂肪组织的强度。

- 对于脂肪组织非常厚的患者，可能出现表面不平整的概率高达 100％。

互联网上有很多关于脂肪组织移植效果的信息，包括油囊的形成，钙化结节以及远期的脂肪吸收。但这些只是在脂肪大量移植且分布不均的情况下才发生。为此，迫切需要一种避免此类并发症的安全方法。

我们也注意到这样一个事实，即在所有手术患者中约有 50％ 确实出现了小油囊和钙化，但是未行手术的女性在行乳房 X 线检测时也能看到这些现象。

无论如何，医生必须告知患者油囊和钙化可能会发生。但是在应用 BEAULI（TM）技术时这些并发症很少发生。

- 总体而言，与使用硅胶假体隆乳相比，脂肪移植隆乳的副作用和并发症要低得多。

自体脂肪组织移植已有 100 多年的历史，绝对没有证据表明脂肪移植后会发生任何恶性肿瘤。但是应该指出的是，从统计学的角度来看，十分之一的女性都会受到乳腺癌的影响，因此，这也可能在自体脂肪移植后发生。

自体脂肪移植的一个优点是术后 6 周就可以很容易地进行术后检测，例如乳房 X 线检测。

作为乳腺癌术后乳房重建手术的一部分，在不同的国家可以找到各种各样的信息。乳房切除术后经过较长的临床康复期，进行脂肪移植重建乳房基本上是安全的。在保乳治疗的情况下，是否存在复发的风险，已有的报道存在相反的结论。因此在这里只能对乳房再造持保留意见。

影像记录与放射学检查 8

8.1 标准化摄影

进行自体脂肪移植时，和整形外科其他手术一样，术前和术后要通过拍照详细记录下患者的特征。

标准化拍照
面部
一般来说：
- 头发和脸
- 没有衣物遮挡
- 没有首饰、不能化妆，也没有助听设备

拍照：
- 正位照
- 细节照
- 右侧位照
- 左侧位照
- 右斜位照
- 左斜位照

鼻子
拍照：
- 正位照
- 细节照
- 右侧位照
- 左侧位照
- 右斜位照
- 左斜位照
- 低头位
- 仰头位

眼睑，特别是在治疗泪沟时
拍照：
- 正位照
- 睁眼和闭眼的细节照

乳房
拍照：
- 正位照（锁骨和肩部至髂前上棘，手臂靠近身体两侧）
- 斜位照
- 侧位照

手

拍照：

- 正位照
- 细节照
- 掌侧和背侧（前旋和后旋），分别伸开手指和握拳
- 尺侧或桡侧，分别伸开手指和握拳

腹部

拍照：

- 正位照（乳房下皱襞至大腿中部）
- 斜位照
- 侧位照
- 正位照，手臂侧举
- 侧位照，上身前倾 45°
- 正侧位 Valsalva 压力测试（疝气）

臀部

拍照：

- 正位照
- 细节照
- 右侧位照
- 左侧位照
- 右斜位照
- 左斜位照

大腿上部

拍照：

- 前面和背面的正位照
- 细节照（例如两腿之间的空隙）
- 右侧大腿上部：
  右侧位照
  右斜位照

左斜位照

- 左侧大腿上部：
  左侧位照
  右斜位照
  左斜位照

大腿下部

拍照：

- 前面和背面的正位照
- 细节照
- 内侧照
- 外侧照

8.2 3D 摄影

通过使用多个照相机进行 3D 扫描可以获取身体局部的虚拟 3D 图像。乳房增大后的效果可以被模拟出来。因此可以提前向患者展示手术的预期效果。这样可以简化患者的决策过程。但是这样会导致患者对效果有了具体的期望，医生就必须实现预期的效果[1]。

通过这种方式，可以无创地计划和记录改变形状的措施[2-5]。

硬件设备的高成本阻碍了其大规模的普及。低成本的替代方案正在被评估，例如具有深度传感器的 Microsoft Kinect 多媒体系统照相机。越来越多的网络软件可以提供解决方案，从而可以绕开高昂的硬件成本。将数码相机拍摄的患者照片在线发送给软件公司就可以进行 3D 重建。

一款免费的 APP 软件 123d Catch，可以将苹果手机拍摄的照片通过互联网自动上传到外部的计算中心。然后，用户将获得一个完成的 3D 图像。该技术的初步测评显示出良好的应用前景，其图像的精度与固定系

统相当。最后，患者照片的隐私权要受到保护[6]。

- 可以说 3D 系统可以用作辅助工具，获取身体治疗部位的表面、轮廓和对称性等有价值的信息。

8.3 乳房 X 线和超声检查

在进行乳房 X 线检查时，可见移植的脂肪是圆形和透光的。一般没有特别的发现，尤其是在脂肪丰富的乳房中进行腺体周围注射的情况下[7]。

脂肪坏死表现为中心透光、边缘钙化的乳晕状。脂肪液化表现为中心为液态的乳晕状。散布的小脂肪团可能被误认为是癌性的小钙化，但是这些钙化物可以通过形态区分开。

自体脂肪移植是否会妨碍乳腺癌的诊断或早期识别呢，这种担忧未得到研究的支持。

Rubin 等人的一项研究比较了自体脂肪移植术后和巨乳缩小术后的 X 线片变化[8]。这项研究得出的数据如表 8.1 所示。

- 自体脂肪移植术后最好用超声进行常规检查。椭圆形、平滑壁的低回声区是油囊。

表8.1　自体脂肪移植后的乳房 X 线检查（根据 [8]）

乳房 X 线检查	脂肪组织移植（%）	巨乳缩小术（%）
油囊	25.5	31.5
乳房内瘢痕	17.6	85.6
钙化	17.1	27.2
需要活检的钙化	4.6	1.6
需要活检的空间不明物	2.8	13.6

这些良性改变可以通过高分辨率（0.8 ~ 0.35 mm）超声得到明确诊断。此外，超声可将移植脂肪组织与周围组织正确区分开。

使用超声检查，Fiaschetti 等[9] 发现自体脂肪移植后 3 个月，67% 的乳房可检出直径达 10 mm 的典型油囊，注射后 12 个月，仅 46% 的乳房可检出直径达 10 mm 的油囊。这些典型的脂肪组织移植后改变在同时进行的 MRI 检查中，3 个月后仅能检测到8%，12 个月后仅能检测到 4%。这可能是由于 MRI 分辨率较低。超声和 MRI 均能发现直径大于 20 mm 的脂肪坏死。

- 无明确边界的且有血流信号的占位病变被认为是高度可疑的，并且可以 100% 肯定地预测为恶性肿瘤[10]，因此必须进一步检查。

8.4 磁共振成像

在分辨率为 1.8 ~ 2 mm 的 MRI 中，脂肪抑制 STIR 序列中圆形、低强度的信号被认为是正常的。

MRI 是最灵敏的技术，可以用来识别脂肪坏死，并能准确地将其与油囊或恶性肿瘤区分开来。在 MRI 中，脂肪坏死在 T2 加权像中表现为不均匀的高密度乳晕状。这是因为它们中心区存在液化和内出血[7]。

使用脂肪抑制技术，可以抑制油囊的信号，因为尽管液化，油囊基本上还是脂肪组织。由于体积小，在正常脂肪组织中的油囊不能被显示。这就解释了为什么在一些已发表的论文中不能用 MRI 诊断检测出油囊。

MRI 在临床检查肿瘤复发时具有特殊的作用。这是因为该技术具有极高的灵敏度和特异性（>90%）。只是在检测单纯的管内肿瘤时灵敏度降低（60% 和 85%）。通过使用对比剂、脂肪饱和度和减影技术进行动态研究，可以进一步增强乳腺成像的特异性[9]。

结果的评估和测量见第 17 章。

参考文献

1. Losken A, Seify H, Denson DD, et al. Validating three-dimensional imaging of the breast. Ann Plast Surg. 2005;54(5):471–6; discussion 477–478.

2. Kovacs L, Eder M, Hollweck R, et al. New aspects of breast volume measurement using 3-dimensional surface imaging. Ann Plast Surg. 2006;57(6): 602–10.

3. Kovacs L, Eder M, Hollweck R, et al. Comparison between breast volume measurement using 3D surface imaging and classical techniques. Breast. 2007;16(2):137–45.

4. Kovacs L, Yassouridis A, Zimmermann A, et al. Optimization of 3-dimensional imaging of the breast region with 3-dimensional laser scanners. Ann Plast Surg. 2006;56(3):229–36.

5. Eder M, Kovacs L. [Commentary on the article of Herold et al.: the use of mamma MRI volumetry to evaluate the rates of fat survival after autologous lipotransfer]. Handchir Mikrochir Plast Chir. 2010;42(2):135–6.

6. Koban KC, Leitsch S, Holzbach T, et al. [3D-imaging and analysis for plastic surgery by smartphone and tablet, an alternative to professional systems?]. Handchir Mikrochir Plast Chir. 2014;46:97–104.

7. Costantini M, Cipriani A, Belli P, et al. Radiological findings in mammary autologous fat injections: a multitechnique evaluation. Clin Radiol. 2013;68:27–33.

8. Rubin JP, Coon D, Zuley M, et al. Mammographic changes after fat transfer to the breast compared with changes after breast reduction: a blinded study. Plast Reconstr Surg. 2012;129:1029–38.

9. Fiaschetti V, Pistolese CA, Fornari M, et al. Magnetic resonance imaging and ultrasound evaluation after breast autologous fat grafting combined with platelet-rich plasma. Plast Reconstr Surg. 2013;132:498e–509e.

10. Parikh RP, Doren EL, Mooney B, et al. Differentiating fat necrosis from recurrent malignancy in fat-grafted breasts: an imaging classification system to guide management. Plast Reconstr Surg. 2012;130:761–72.

11. Ueberreiter K. BEAULI™: a new method for the simple and reliable fatty cell transplantation. Handchir Mikrochir Plast Chir. 2010;42:379–85.

面部脂肪移植　9

9.1 皱纹的治疗

9.1.1 微小脂肪和纳米脂肪的获取

"迷你""微小"和"纳米"这些术语是指脂肪颗粒的大小。由于移植脂肪颗粒的直径对移植效果有直接影响[1-2]所以移植器械的直径对手术的效果具有决定性的意义。

一套用于科尔曼技术的标准注脂针，在20世纪90年代末被开发出来用于面部手术[3]。在当时注脂针的外径是1.5 mm（17 G）。

这些注脂针确实不适合用于面部的某些特定区域，例如，眼睑和嘴唇[4]。这催生了新型注脂针的开发，以适用于获取和注射较小的脂肪颗粒。这些移植用针被称为"迷你针"。本文作者从21世纪初期开始使用16 G、19 G和22 G大小的注脂针（图9.1）。25 G的针头被用于皮内注射移植物。

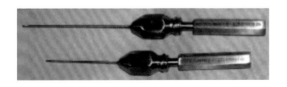

图9.1 科尔曼小针头（微型针头）

用钝针不可能移植到非常硬的组织中，如瘢痕或真皮；这种情况需要使用锐针[5]。

使用小口径钝针移植微小脂肪颗粒，后来被称为"微脂肪移植"[6]或SNIF（"锐针皮内脂肪移植"）——具体取决于应用[7]（图9.2）。

Tonnard等人在2010年提出了"纳米脂肪"一词（见第4章4.1.1），并于2013年发表论文。所谓的纳米脂肪能通过27 G的针头注射到真皮层中。抽出的脂肪经过机械乳化以得到纳米脂肪。将一个螺口注射器通过三通阀连接到另一个螺口注射器，来回推拉得到纳米脂肪（图9.3），然后进行过滤。乳化后，所谓的纳米脂肪不再含有完整的脂肪细胞。

- 纳米脂肪移植通常与位于其上层的微小脂移植有关。

使用此技术时，表皮层可能会暂时泛黄，一段时间后会消失。

有时还会看到一个小的脂肪泡，几天后会被吸收（图9.4）。

将纳米脂肪注射到皮肤中时，它可以改善皮肤质地，从而改善皮肤外观（图9.5）。

人们早已知道脂肪移植可以改善皮肤

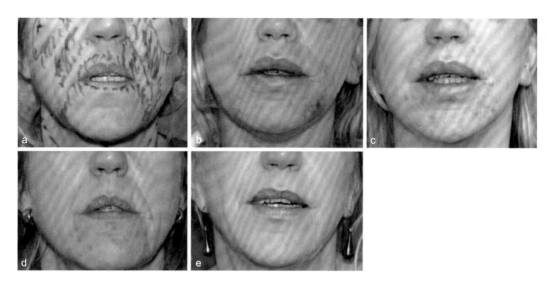

图 9.2　（a–e）一名 48 岁的女性患者：使用迷你针注射自体脂肪到上唇（3 ml）和下唇（4 ml），用 25 G 针头注射 2 ml。同时行面颈部皮肤提升术，并去除左侧口角色素痣（a）术前标记，（b）术后第 7 天，（c）术后第 15 天，（d）术前，（e）术后 4 年

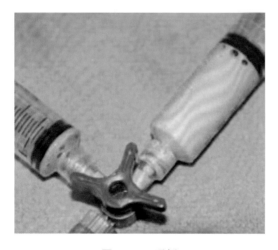

图 9.3　三通阀

质地，在许多研究中也得到证实 [8-9]。纳米脂肪对皮肤的作用机制尚未明确。Tonnard 等 [10] 报道，纳米脂肪主要通过移植的干细胞来改善皮肤，这是因为脂肪细胞在乳化过程中已经被破坏。

9.2　面部自体脂肪移植

　　自 1998 年科尔曼在法国提出将通过吸脂得到的脂肪组织用于自体移植的技术以来 [3, 11]，该技术不仅在修复重建手术中而且在美容手术中得到了应用。

- 即使是经验丰富的外科医生，也难免遇到并发症。

　　此后该技术得到了大量的改进 [4-6, 12]，现在脂肪移植后的效果已经可预测，恢复期也要短得多。

　　下文将介绍作者自 2007 年以来使用迷你注脂针的经验。

9.2.1　脂肪的获取

　　脂肪移植与填充剂的基本区别是：注射 1～2 ml 的透明质酸要比注射同量的自体脂

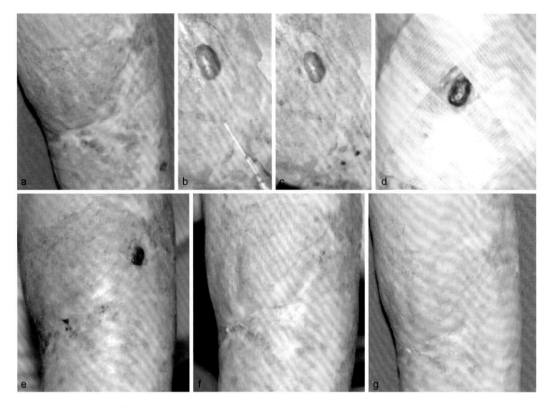

图 9.4 （a–g）小臂烧伤后瘢痕 30 年，瘢痕下移植纳米脂肪。（a）术前，（b,c）25 G 针注射后形成的一个脂肪小泡。（d）术后第 1 天，（e）第 9 天，（f）第 16 天，（g）第 6 个月

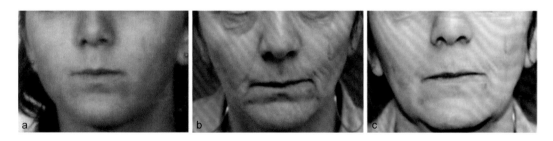

图 9.5 （a–g）纳米脂肪移植面部。（a）女性患者 18 岁时的相貌，（b,c）46 岁时的术前照，体重 50 kg，（b）不带闪光，（c）带闪光，（d）标记注射范围，（e）术后即刻，（f,g）术后 18 个月，体重 53 kg，（f）不带闪光，（g）带闪光

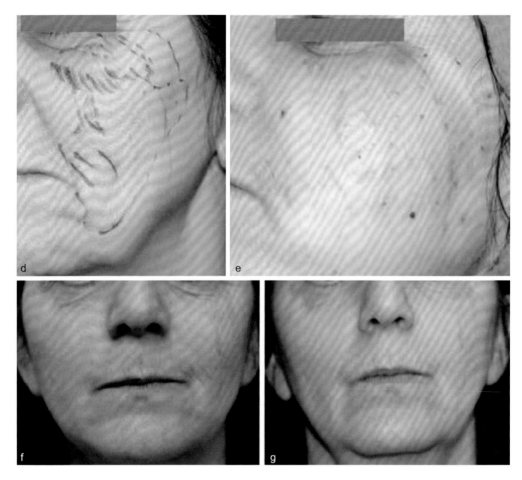

图 9.5 （续）

肪获得更明显的增大效果。自体脂肪的移植效果是永久性的，几乎没有副作用。脂肪移植量一般在 5 ~ 50 ml。

如果脂肪的需要量少于 15 ~ 20 ml，则可以手动吸脂。根据脂肪移植的部位，选择外径为 2 mm 或 1.6 mm 的注脂针。

首先，用 40 ~ 80 ml 的肿胀液浸润供区。在开始抽吸之前，应等待 10 分钟。在任何情况下都不能使用丙胺卡因，因为它有细胞毒性[13]。

准备吸脂时将吸脂管连接 10 ml 的螺口注射器。

- 为了减少对组织造成不必要的损伤，注射器的轻微回抽是很重要的 (2 ml 负压)。

10 ml 注射器可收集约 5 ml 的颗粒脂肪。简单的离心是合适的（如手动离心）但不是必需的。如果你熟悉这个方法，就可以节省时间。

如果需要量超过 20 或 30 ml，建议用水动力吸脂系统，配合使用直径 3.5 mm 或 3.0 mm（更好）的吸脂针进行收集，最后将肿胀液排掉。

- 建议供区用弹力绷带包扎几天，可避免术后肿胀。没有必要穿紧身衣。

9.2.2 移植

移植可采用迷你、微小或纳米脂肪技术[7]。使用外径为 1 和 0.7 mm 的注脂针，即 22 和 25 G（第 4 章 4.2.4）。尽管锐针也可以使用，但是现在有各种各样的钝针，出于安全考虑（脂肪栓塞），应优先考虑使用钝针。

不需要过度填充，因为不会带来更好的结果，却会造成面部长期的明显肿胀，这种情况经常出现在结构性脂肪移植中，需要避免。

- 建议从一开始就做好第二阶段治疗的计划，这样能产生更好的结果。

在手术前，标记填充部位，并让患者用镜子看到。在这个过程中，我们还可以预估移植部位的填充量和层次。

病例（图 9.6）显示了面部的解剖单位，这与将要进行的填充有关。

进针点采用 18G 的锐针穿刺，这些进针点在远期不留下痕迹。因此，在哪穿刺不是那么重要。

- 每个移植区至少要规划两个进针点，这很重要，因为移植隧道会相交。

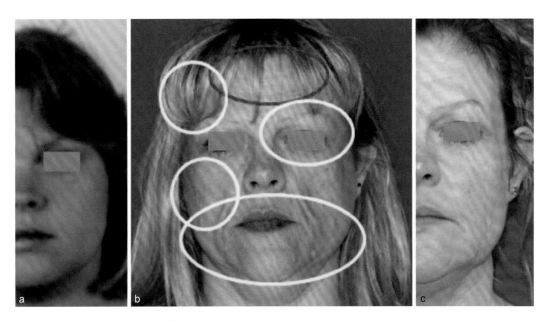

图 9.6 一位 45 岁的女性，输血后感染 HIV。（a）24 岁;（b）移植区域;（c）两次填充（37 ml 和 33 ml）后 1 年。使用水动力吸脂。体重稳定在 74 kg

因为移植技术已经变得越来越精准，恢复期现已缩短（图9.7）。一般情况下，患者在3天后就会恢复正常，而且不留痕迹。但最终的效果要4周以后。

9.2.3 面部需要进行移植的区域

关于面部需要填充的部位，全面部所有区域都可以填充，但是存在一些局部差异。

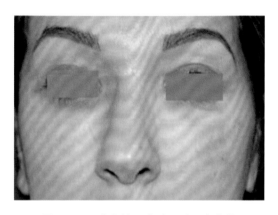

图9.7　38岁女性，术后3天，未化妆

下面对可填充的区域进行了总结。

9.2.3.1 额头

前额是一个特殊的部位，这个区域应该只填充纳米脂肪（第4章4.1.1），以避免出现明显的凸起。

9.2.3.2 眉弓和颞部

颞部凹陷是衰老的典型标志。在这个区域，通过大量的自体脂肪填充（每侧约10 ml）可以得到明显的年轻化效果。填充时使用16~18 G的钝针于皮下层次注射，以避免损伤颞部血管。

通常眉梢区域也存在凹陷，这里也可以通过填充达到同水平的提升效果（每侧2~5 ml的量，16~18 G的注脂针）。

案例如图9.8和图9.9所示。

图9.7中是一名38岁女性术后3天，未化妆。

9.2.3.3 眶周

眶周区域的填充在技术上是比较有难度的。这是因为移植区组织不厚，皮肤也很

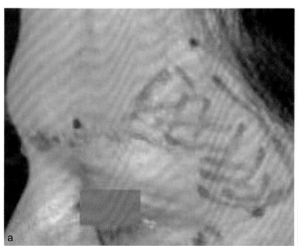
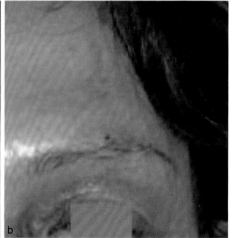

图9.8 （a，b）通常选用的进针点，（a）术前，（b）2.6 ml脂肪移植术后2天

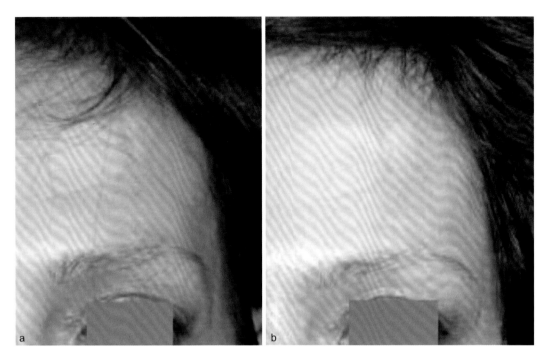

图 9.9 （a，b）42 岁，术前（BMI 20），2.6 ml 迷你脂肪移植术后 4 年（BMI 20.66）

薄。但是，正是在这样的地方可以取得明显的效果，不仅可以增加容积还能改善肤质，尽管手术有难度。

上睑区域脂肪组织的不断减少是一个衰老的迹象，表现为上睑凹陷。在眶隔浅层填充 0.5 ~ 1 ml 的微小脂肪，尤其是中段，会得到非常明显的改善。

图 9.10 显示了一个案例。皮肤切除将是一个错误的选择，因为这会导致"空洞眼畸形"。

侧面的皱纹（"鱼尾纹"）同样可以通过填充脂肪改善。重点是要垂直于皱纹方向注射，少量脂肪即可（0.2 ~ 0.5 ml/ 侧），要与颞部和眉毛填充区域衔接过渡。

9.2.3.4 下眼睑

下眼睑的皮肤应该只填充细胞碎片（"纳米脂肪"）。否则，这里很容易形成明显的脂肪包块。明显凹陷的眼睛也可以在眼轮匝肌下小心地填充微量脂肪。明显的泪沟可以通过在骨膜表面注射 1 ~ 2 ml 的大颗粒脂肪来改善。

脂肪填充还可治疗下眼睑的黑眼圈（图 9.11、图 9.12、图 9.13）。大部分脂肪填充在眼轮匝肌下面，小部分直接填充在皮肤下面。

9.2.3.5 中面部

中面部填充不需要特殊的技术。根据需要选择进针点即可。

在治疗的过程中，确保这些进针点在将来不留下痕迹是很重要的。

每侧皮下最多填充 40 ml 脂肪，如果必要，还可在肌肉内和骨膜上填充。在这种情况下，可以使用 16 G 的注脂针。

从图 9.14 中的照片中可以清楚地看到中面部脂肪填充后的效果。

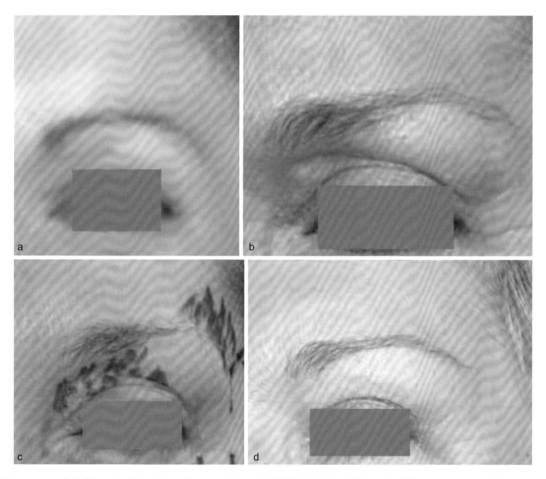

图 9.10　一位女性 21 岁时（a）和 57 岁时（b）。（c）术前设计迷你脂肪填充于骨膜表面。（d）上睑填充 1.3 ml，颞部填充 1.5 ml 术后 6 年

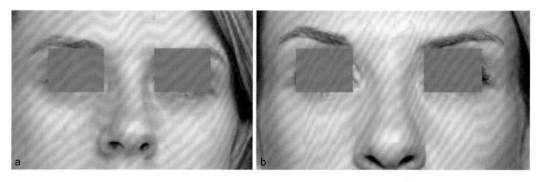

图 9.11　（a–d）28 岁女性行黑眼圈治疗。首次治疗（a）和术后 5 年（b）。首次治疗填充 1 ml 迷你脂肪，1 年后补填 0.7 ml。（c）同一患者术前，没带闪光灯。（d）术后 5 年

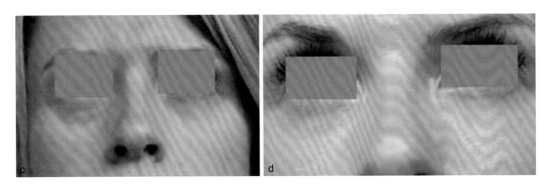

图 9.11（续）

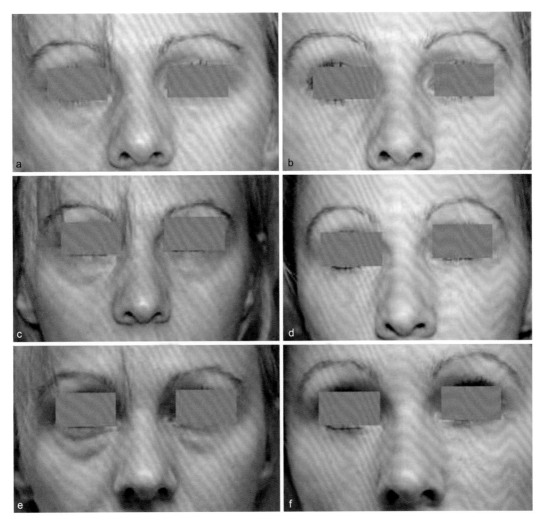

图 9.12 （a–f）正位照。（a–b）患者平视。（a）一位 38 岁的女性，眼袋明显，眼周凹陷。（b）下睑整形手术 2 年后，去除脂肪垫而未切除皮肤。此外，自体脂肪填充泪沟（右侧 2.5 ml，左侧 2 ml）。（c，d）患者的视线朝上，（c）术前，（d）术后。（e，f）同一患者，不带闪光灯，（e）术前，（f）术后

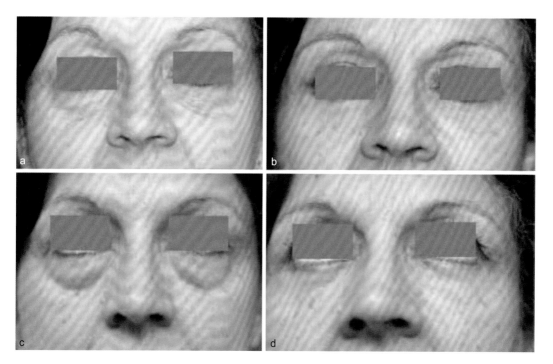

图9.13 （a–d）正位照，患者平视。（a）一位60岁的女性，眼袋明显，眼周凹陷。（b）下睑眼袋整复术后1年，去皮去脂，自体脂肪填充泪沟（右侧2 ml，左侧2 ml）。（c, d）同一位患者，视线向上，（c）术前，（d）术后，不带闪光灯

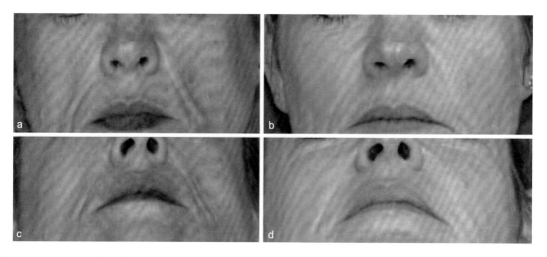

图9.14 （a–f）女性患者，41岁（左）和46岁，进行过两次脂肪填充，第一次37 ml，第二次33 ml。使用WAL技术获取脂肪。患者的体重稳定在74 kg。（a, b）正位照，患者平视。（c, d）患者仰头位。（e, f）患者低头位

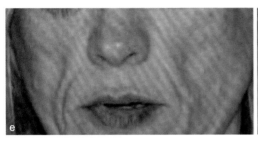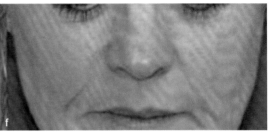

图 9.14 （续）

9.2.3.6 面部下 1/3，嘴唇和口周

　　口周区域填充脂肪后很难达到自然的效果。嘴唇区域脂肪的吸收率比面部其他区域大。这是因为该区域一直在活动，而且在任何时间段内都无法充分固定。另一方面，应该使用自体脂肪而不是其他填充材料来增大嘴唇，这是因为操作正确的话，脂肪填充不会引起嘴唇的硬化或肿胀。

- 然而，应在开始时就清楚地告知患者（在任何脂肪移植的情况下），如果他们体重增加（超过 5 kg），则移植区域也会出现可见的体积增大。

　　一部分脂肪填充在嘴唇的黏膜下方，以使嘴唇外翻，另一部分脂肪填充在肌肉内，以获得良好的凸度。上唇皮下直接注射脂肪时应格外小心，同样使用微小脂肪或纳米脂肪 [6]。

　　结果如图 9.15 所示。

9.2.3.7 颏部

　　通过脂肪移植可以轻松地增大颏部而无需截骨（图 9.16）。

9.2.3.8 下颌缘

　　下颌缘也可以通过自体脂肪填充来塑型。对该区域的干预常与吸脂相结合（图 9.17）。

　　由于衰老皮肤的下垂和肤质的降低，脂肪填充的适应证在该区域受到限制。但是，脂肪填充与其他手术相结合就可得到自然的效果，如图 9.18 和图 9.19 所示。

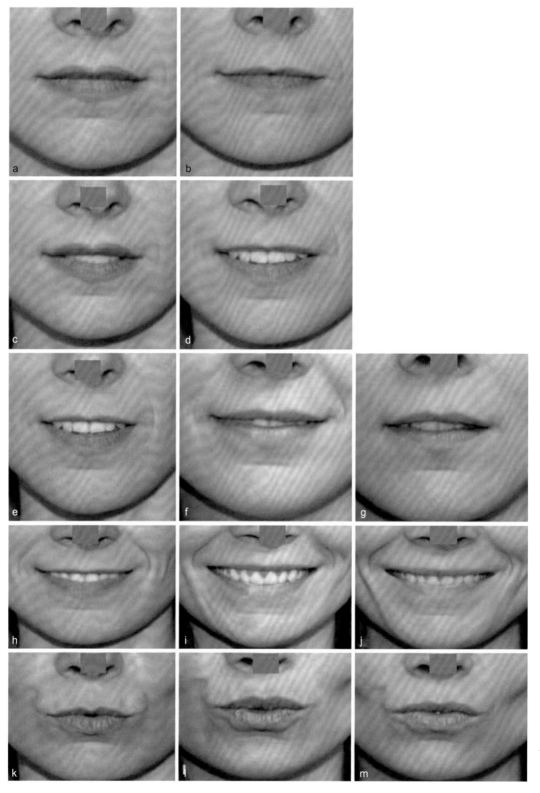

图 9.15 （a–m）一名 34 岁的女性。（a–d）自体脂肪移植之前（左侧照片化妆，右侧未化妆，分别为张口和闭口）。（e,h,k）术前嘴唇的不同位置。（f,i,l）自体脂肪移植后 2 年，上唇填充 4 ml，下唇填充 5 ml。（g,j, m）术后 5 年

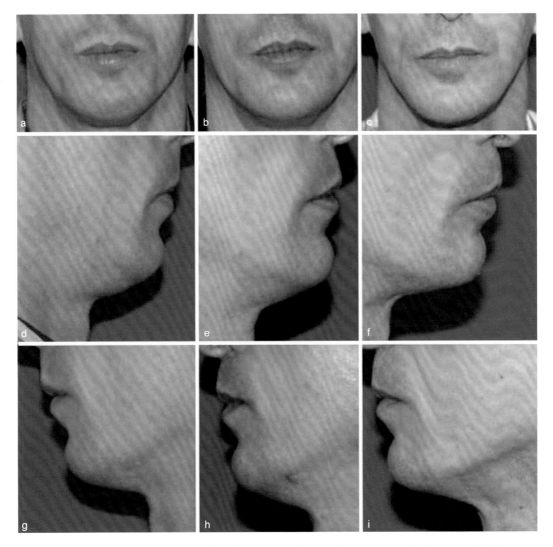

图 9.16 （a–i）39 岁男性，（a, d, g）脂肪移植前（5 ml 脂肪，传统填充技术，使用 1.5 mm 注脂针），（b, e, h）术后 3 年，（c, f, i）术后 10 年；此外，可见颏部两侧衔接区的正侧位图像

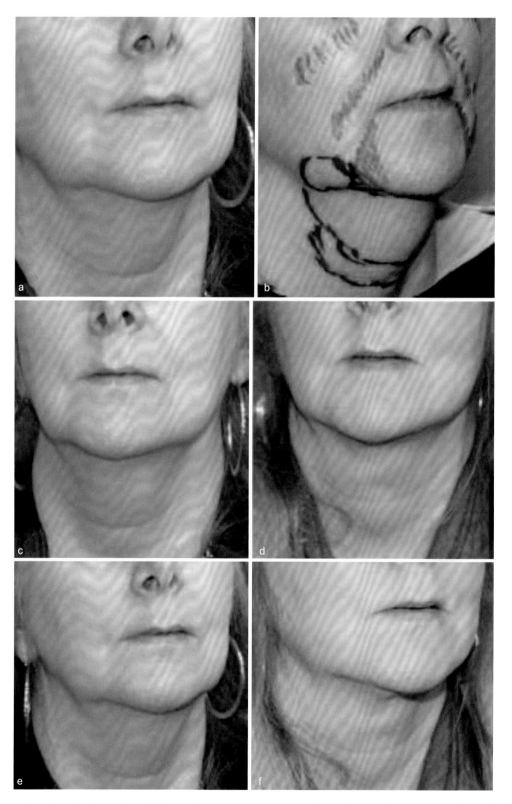

图 9.17（a-f）62 岁女性，拒绝面部除皱手术。（a, b）吸脂区域用紫色标记。自体脂肪移植区域用绿色标记（4.5 ml 迷你脂肪）。（c, e）术前和（d, f）术后 2.5 年正侧位

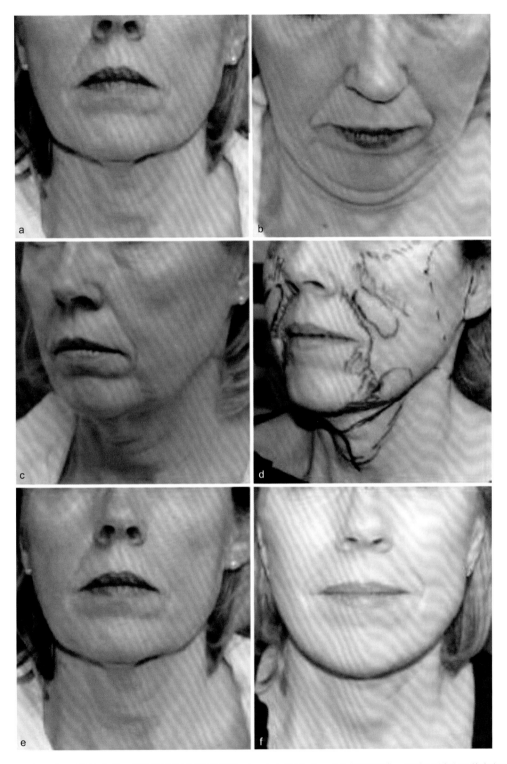

图9.18 （a–j）54岁的女性，颈部皮肤过多且下垂。（a,b）术前。（c,d）术前设计：吸脂区域（以紫色标记），自体脂肪移植区域（以绿色标记）和面部除皱术（术者的个人技术），（e,g,i）术前和术后1年，（f,h,j）仰头位正面照（1年后的结果），可见患者容貌通过容量的重新分布和调整获得了明显的改善

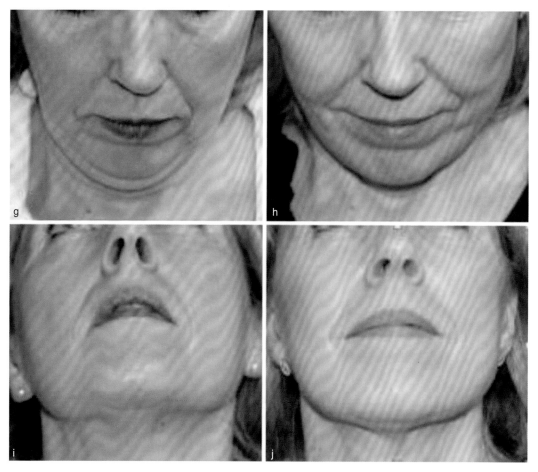

图 9.18　（续）

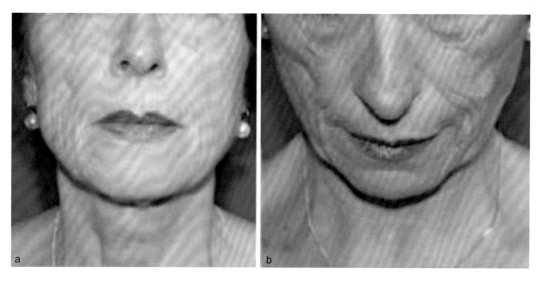

图 9.19　（a–h）62 岁的女性，皮肤晒伤并伴有面部容量丢失。（a, b, e, g）术前，（d）术前设计，采用迷你和微小脂肪移植（绿色标记），并行面部除皱术（术者个人技术）和眼袋整复术。（d, f, h）术后 1 年（正位和半侧位）

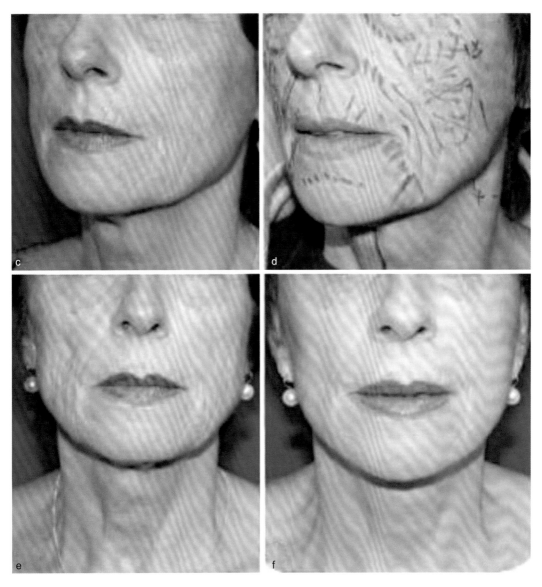

图 9.19 （续）

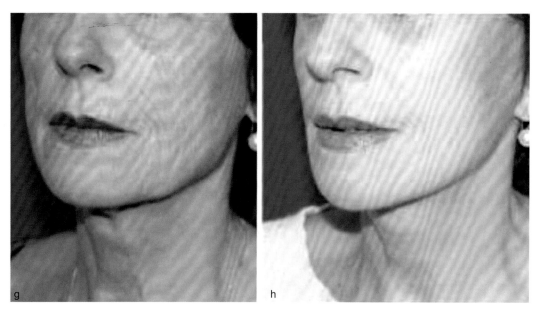

图 9.19 （续）

参考文献

1. Folkman J, Hochberg M. Self-regulation of growth in three dimensions. J Exp Med. 1973;138(4):745–53.
2. Kato H, Mineda K, Eto H, et al. Degeneration, regeneration, and cicatrization after fat grafting: dynamic total tissue remodeling during the first 3 months. Plast Reconstr Surg. 2014;133(3):303e–13e.
3. Coleman SR. Facial recontouring with lipostructure. Clin Plast Surg. 1997;24(2):347–67.
4. Trepsat F. Reshaping of the periorbital region. In: Terino EO, editor. Chapter 5: three dimensional facial sculpting. London: Informa Healthcare; 2007. p. 99–102.
5. Coleman SR. Update on structural fat grafting. In: Coleman SR, Mazzola RF, editors. Chapter 9: Fat injection. From filling to regeneration, vol. 188. St. Louis: Quality Medical Publishing; 2009. p. 193.
6. Trepsat F. Midface reshaping with micro-fat grafting. Ann Chir Plast Esthet. 2009;54:435–443 (in French).
7. Zeltzer AA, Tonnard PL, Verpaele AM. Sharp-needle intradermal fat grafting (SNIF). Aesthet Surg J. 2012;32(5):554–61.
8. Klinger M, Caviggioli, Klinger F, Pagliari AV, Villani F, Bandi V. Scar remodeling following burn injuries. In: Coleman SR, Mazzola RF, editors. Chapter 9: Fat injection—from filling to regeneration. St. Louis: Quality Medical Publishing; 2009. p. 193.
9. Mojallal A, Lequex C, Braye F, Breton P, Damour O, Foyatier JL. Improvement of skin quality and clinical experience. In: Coleman SR, Mazzola RF, editors. Chapter 10: Fat injection—from filling to regeneration. St. Louis: Quality Medical Publishing; 2009. p. 203.
10. Tonnard P, Verspaele A, Peeters G, Hamdi M, Cornelissen M, Declercq H. Nanofat grafting: basic research and clinical applications. Plast Reconstr Surg. 2013;132:1017–26.
11. Eto H, Kato H, Suga H, Aoi N, Doi K, Kuno S, Yoshimura K. The fate of adipocytes after nonvascularised fat grafting: evidence of early death and replacement of adipocytes. Plast Reconstr Surg. 2012;129(5):1081–92.
12. Coleman SR. Overview of placement technique. In: Coleman SR, editor. Chapter 3: Structural fat grafting. St. Louis: Quality Medical Publishing; 2004. p. 57.
13. Keck M, Janke J, Ueberreiter K. The influence of different local anaesthetics on the viability of preadipocytes. Handchir Mikrochir Plast Chir. 2007;39(3):215–9.

脂肪移植隆乳　10

10.1 美学适应证

10.1.1 美学隆乳

在隆乳的过程中单纯依靠自体脂肪填充是要满足一定前提条件的。

患者不吸烟是非常重要的。尽管有的研究表明吸烟和不吸烟患者在脂肪成活率方面没有差异，但在实践中我们还是观察到了这种明显的差异。导致这些差异的有可能是由于皮下区域的氧气供应减少，也有可能是由于尼古丁（可替宁）的分解产物引起的成活率低。

- 对于那些迫切希望进行脂肪组织移植，但又不想戒烟的患者，必须预先告知患者有这种成活率差异存在的可能。

对于刚开始做脂肪移植的医生来说，那些不想要太大乳房，又想局部抽脂塑形的患者是最佳人选。对于那些对脂肪抽吸区域没有特别偏爱和／或体重低的患者而言，做脂肪移植处理起来可能要困难一些。

- 在临床上，普遍认为 BMI 18 是做脂肪移植隆乳的下限。

特别瘦的患者，在增加 2 ~ 3 kg 体重后进行脂肪移植，即使她们在手术后再次减肥，乳房的体积仍然会留存。

应事先告知患者，每次移植可使乳房增加大约半个罩杯的体积。这相当于植入 100 ~ 150 ml 的硅胶假体。可以把这么大的假体让患者戴在胸罩里，事先感受增大后的效果。如果面诊时患者希望只做一次手术就想增加更大罩杯，那么就不要建议她进行自体脂肪移植。增大一个罩杯需要进行两次脂肪移植。两次手术间隔 3 个月。

10.1.1.1 手术过程

为了防止乳腺区域的血肿，并扩大脂肪移植的注射空间，应预先将肿胀液（每侧乳房约 100 ml）注入双侧乳房皮下区域及乳腺后区域。这样脂肪注射会更均匀，术后淤伤更少。尽管提前注入肿胀液是否增加了注射量或加速了愈合，并未得到论证评估，但至少在临床实践中我们没有观察到副作用。

注射脂肪时使用长而钝的注脂针，注脂针不能太粗。16 cm 长的 BEAULI 一次性注脂针比较好用。

为了减少针眼，通常会在每侧乳房下皱襞处只开一个进针点。针眼也可以选在别的部位，不过应优先选择乳晕边缘。

- 注意：在某些情况下（尤其是管状乳房畸形），要确保将来的乳房下皱襞比现有的褶皱低 5 cm，这一点非常重要。应预先使用记号笔标记出新设计的乳房下皱襞的位置。

首先将注脂针朝着颈部方向插入乳房皮下区域。在乳房内上极均匀注射脂肪。选用 10 ml 注射器（注射器越大压力越大，不建议使用太大的）在多个方向上都进行点状注射，10 ml 的注射器用大约 10 次，甚至 20 次注射排空，以防止出现脂肪堆积。在注射时，将针头拉回至少 10 cm，再重新引入，以确保创建一个新的皮下隧道。

与乳腺组织相比，皮下脂肪层比较疏松，不会对注脂针产生明显的阻力。在皮肤下方可以看到注脂针的移动（图 10.1）。

用 50 ~ 60 ml 的脂肪填充乳房内上象限后，分别以相同的方式填充乳房的外上、内下，最后填充外下象限。接下来填充乳腺下和胸大肌上等区域。另外 100 ml 以上的脂肪分布于胸大肌内 / 乳腺下。该数据可作为一个美学隆乳的基础数据。对于皮肤松弛的患者，乳腺后区域的注射量可以比皮下区域的注射量更多一些。对于从未生育过的女性，并且她们的乳房非常小且紧致，首次注射量控制在 200 ~ 220 ml 就可以了。

- 当乳房组织还有按压的空间，但已经有明显的弹性感时就达到了我们想要的填充效果。

还有一种术中测量组织内压力的方法是（根据 Khouri 的说法）压力不应超过 8 mmHg，但这种方法更适用于科学评估，而不是用在日常工作中。

在真皮层组织很厚的情况下，乳房下皱襞在手术中通常只会稍微抬起。这时用多头针剥离穿刺（筋膜切开术）松解真皮层组织是不必要的。因为几周后脂肪会渗透过去，下皱襞才能得以重建。但医生要告诉患者，手术后要等 4 ~ 6 周才能看到效果。

术后，将乳房用棉布绷带（8 cm）包扎，以增加患者术后的舒适感，并能起到保温作用（第 18 章）。

10.1.1.2 术后护理

在接下来的几天或几周内，手术中乳房的肿胀会持续减轻。根据我们的观察，术后大约 10 天的体积，是第二次脂肪组织移植后能够达到的术后效果。这些信息都应该提前和患者沟通好。我们建议在此时为乳房拍照（"自拍"）。告知患者术后 6 ~ 8 周内会发生乳房体积减小非常重要，这样就能防止患者术后对效果失望。

6 周过后，乳房体积基本就保持不变了。因此，如有必要可以计划进行第二次手术。第二次手术最早应在 3 个月后进行。

10.1.1.3 结果

在一项前瞻性临床研究中表明，通过 MRI 分析，计算出了净脂肪组织移植后的平均成活率为 76% ± 11%（肿胀液分散后）[1]。在移植注射的脂肪中，纯脂肪细胞的比例约为 75%，那么可以预测乳房增加的体积约为移植总体积的 50% ~ 60%。每侧乳房注射 250 ml 的话，永久留存的量为 130 ~ 150 ml，因此大约是半个罩杯的大小。

10.1.2 与硅胶假体结合

在硅胶植入的情况下，可以通过增加自体脂肪来改善乳房的外形。这既可以与硅胶隆乳同时进行，也可以在硅胶假体物植入后进行。

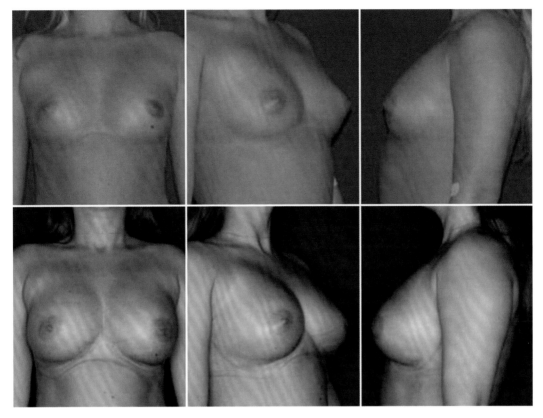

图 10.1 一名 22 岁患者在术前和水动力自体脂肪隆乳术第二次脂肪组织移植后 5 年（每次手术 240 ml）

硅胶假体结合自体脂肪

这种组合适用于本身自体脂肪较少，又想要一次性增大一个罩杯或更大的情况。尤其是在乳房轻度下垂的情况下，具有高突度的硅胶假体与脂肪联合使用可以更好地使乳房挺立，改善形态方面比单纯自体脂肪好。如果组织覆盖量比较薄，硅胶假体植入后乳房比较突兀。同样，假体隆乳后往往会在乳房外侧感觉到硅胶植入物的边缘。在这种情况下，我们可以使用少量的脂肪组织（100~200 ml）来塑造和补充乳房组织的轮廓，从而形成双侧乳房的自然形态。

至于硅胶植入物是置于乳腺下平面，还是完全置于胸大肌平面或置于双平面下，这并不重要。

• 与单纯的自体脂肪组织隆乳相比，有假体的脂肪移植建议从乳晕边缘选择进针点，这样可以避免穿破假体的风险。

应选择形态、形状互补性好，并且大小适中的假体。术后避免压迫并做引流处理。（图 10.2 和图 10.3 ）。

如果置入硅胶假体后，乳房形态不好，那么可以用上面描述的脂肪移植进行形态上的补充。

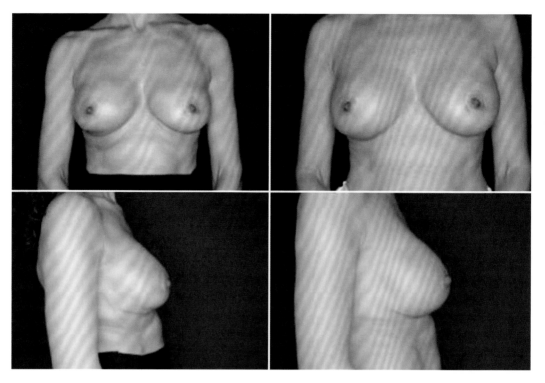

图 10.2   一名 30 岁的患者使用硅胶假体隆乳后。（左）术前和（右）术后 1 年，用自体脂肪轮廓补充。右尾 150 ml，左尾 80 ml

10.1.3 在局部麻醉下进行手术

- 在抽脂过程中，患者本身就是预防意外伤害的最佳"预警系统"。

  由于脂肪组织的敏感性较其他组织低，因此从生理学角度看，没有必要进行全身麻醉或深度镇静。在采用肿胀技术下，可进行大量的脂肪组织无痛吸脂。

- 然而在局麻下吸脂时，由于只有脂肪组织受到镇痛作用，如果吸脂针碰触到其他组织，患者就会痛苦地哭喊。这样就导致吸脂速度很慢，要比麻醉辅助下吸脂多花大约两倍的时间。

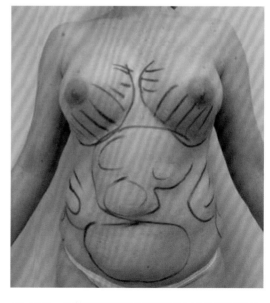

图 10.3   自体脂肪移植在假体植入后的填充设计

局部麻醉（局麻）下吸脂从开始就避免了其他组织的受伤，因此手术创伤和出血也减少到最低限度。除此之外，局麻下吸脂和脂肪移植患者可以活动，从而能更好地配合医生进行手术。

在局麻下也能更好地关注到在不同体位时每个吸脂区域的情况，医生根据患者的最佳体位调整进针方向，有助于提高手术的精度并进行正确的评估。

镇静

- 在注射肿胀液时使用简单的镇静药物，如注射 5 mg 咪达唑仑已被证明是有效的。一个完全准备好合作的患者可以在最短的时间内得到明显的放松。
- 只能维持 15 ~ 25 min 镇静药显然是不够的，但是它消除了患者最初的恐惧因素和不确定感。
- 甚至是所谓的语言麻醉，这意味着与患者的不断沟通，大大有助于无痛治疗。

在常规皮肤消毒后，用记号笔在预先标记的切口注射 1% 局麻药。切口长度最大 5 mm。

为了吸脂均匀，建议使用"交叉"抽脂技术。根据抽脂区域的数目来决定切口的数目。

水动力辅助抽脂（WAL）技术使用的液体不能作为肿胀液，但也能起到延长镇痛和血管收缩的效果。在局部浸润式麻醉时，局麻药物浓度比较高，为了避免引起系统性副作用和身体器官的毒性反应，在水动力吸脂时，只要一半的局麻药就足够了。

渗透液（表 10.1）或冲洗液（表 10.2）已证明是有效的。

表 10.1　渗透液

物质	mg/ml	ml/1 L	ml/3 L
0.9% 氯化钠		1000	3000
1% 利多卡因	10	50	150
肾上腺素	1	1	3
8.4% 碳酸氢钠	84	20	60

表 10.2　冲洗液

物质	mg/ml	ml/1 L	ml/3 L
0.9% 氯化钠		1000	3000
1% 利多卡因	10	25	75
肾上腺素	1	1	3
8.4% 碳酸氢钠	84	20	60

10.1.3.1　渗透

为减少疼痛，吸脂应轻柔，使吸脂针在手指之间轻轻转动（转动手柄），同时不断地推注液体。在这个过程中，每次手柄转动 30° 左右就足够了。推注速度约为 1 cm/s，同时轻柔地施加压力。

在这个过程中，你可以在心里默数 21、22、23 等，吸脂针可以依次往里推 1 cm，实践证明这是有效的。

当使用水动力辅助抽脂（WAL）技术时，预选 120 ml /min 的量进行组织间的渗透，相当于每立方厘米体积约 2 ml 的量。

通过注射渗透创建一个连续的通道，肿胀液要覆盖到整个吸脂区域，或者延伸至吸脂针的全长。回针时，液体应以相同的速度连续注入。肿胀液会扩散到针头周围 1 ~ 2 cm 的区域，因此下一个通道可以间隔 1 ~ 2 cm。这样，通过一个切口整个操作区域逐渐形成盒状浸润。

- 在此过程中，渗透液产生足够的镇痛效果，并引起足够的血管收缩。除此之外，因为注射剂量少，肿胀不明显，所以医生能更好地评估吸脂区域的情况。

在抽脂过程中若发现某个抽吸区域仍有疼痛，可以在任何时候进一步注射渗透液。注射渗透液时应先停止脂肪抽吸。然后以缓慢的方式再次在疼痛区域进行渗透液的注射。这样可以随时增加肿胀液注射，达到好的镇痛效果。注射肿胀液后停留几分钟就可以在指定区域进行吸脂操作。

根据吸脂量，表 10.3 给出了标准的渗透剂量。

表 10.3   渗透容积

部位	少量	中量	大量
面部 / 颈部	50	80	100
上臂	100	200	300
大腿外侧 / 后侧 / 内侧	300	500	700
小腿	100	200	300
上腹部	300	400	500
下腹部	300	400	500

10.1.3.2 抽吸

肿胀液注射完后更换吸脂针。至于选择哪种粗细和侧孔排列的吸脂针则取决于吸脂区域的位置和该区域的脂肪量。一般来说，建议使用直径尽可能细的吸脂针，以便尽可能减少创伤。

通过吸脂针的前后往复运动可以形成细小的通道。而吸脂区域周围的组织，神经血管仍保持完整。通过抽吸物的颜色辨别，可以发现吸脂针越粗，抽吸液里可见的血液越多。

如果能以省时的方式抽出更大的体积可选用 3.8 mm 直径的吸脂针，会很快获得大量的脂肪。不建议使用直径大于约 4 mm 的吸脂针，因为吸脂针孔径越大吸出的脂肪组织颗粒也会变得更大，这种大颗粒脂肪对成活率来说，不是优选。除此之外，吸脂针越粗造成的组织创伤越大，疼痛也会增加。

- 抽脂开始时，应先使用最细的吸脂针，通常直径 3.5 mm。这样，就可以确定是否可以无痛地进行抽吸。

尽管少量注射肿胀液后有镇痛作用，但吸脂过程中还会出现疼痛，因为肿胀液的镇痛效果很低。所以，吸脂过程中可以持续使用含有少量局部麻醉剂的冲洗溶液来辅助镇痛。这样保证抽脂部位有足够的局麻药浓度。

实际上，在水动力辅助抽脂（WAL）技术中，注水过程就是起到这个作用。射出的水流能使脂肪细胞从附着的脂肪组织中释放出来。手动吸脂抽吸出的是脂肪和肿胀液的混合物。不应通过吸脂针针头强行机械分离脂肪颗粒，否则会造成损伤！

吸脂开始时脂肪的附着力比较强，但随着吸脂针在同一隧道中来回抽动后脂肪的附着力会降低，就容易吸出脂肪。在正常情况下，需要 3~5 遍就能达到这种效果。此后，组织的阻力会更小，可以仅用两个手指就能移动吸脂针而无需附加其他的力量。此时，可以更换大尺寸的吸脂针进行脂肪抽吸。

10.1.3.3 脂肪填充

为了达到高的成活率，应尽量减少在受区使用局部麻醉药的剂量。在脂肪抽吸过程中，医生可以观察在抽脂的边界区域患者的反应，如果机体对疼痛刺激的敏感性降低了，那么可以尝试在受区直接注射脂肪，不用提前注射肿胀液。超过一半的治疗都是这样，机体对疼痛的反应会逐渐降低。受区只要使用皮肤模板刺开一个注射口就可以。

选用最细的注脂针在受区缓慢注射，边

注射边用手指按压，这样可以直观感知到该区域脂肪填充是否完全无痛。如果疼痛，可以少量注入一些肿胀液。大约只需要一半吸脂时肿胀液的量就够了。

在保证重复镇痛的前提下，使用低浓度和低剂量的肿胀液可最大限度地减少对移植脂肪活力的损伤。肿胀液注射后停留几分钟再吸脂，主要是让肿胀液渗透到吸脂区域外的其他区域，从而减少吸脂区域肿胀液浓度，使吸出脂肪中的毒性因素减少。

- 如果注射时皮下组织阻力较低，那么注射层就找对了。

皮下层 Cooper 韧带的阻力很小，因此可以很容易且无痛地穿过。同样的情况也适用于乳腺后间隙的填充。在不使用局部麻醉的情况下，频繁地将脂肪注入胸肌筋膜的边界层，也可以很容易地穿透胸肌筋膜。在这一层次注射时，可在超声引导下实施局部麻醉。

10.2 包膜挛缩的治疗

至少有 10% 的硅胶假体，会在 10 年内发生包膜纤维化[2]。现有文献中查阅到的数据，术后发生包膜纤维化的时间存在较大差异。

正常更换假体的技巧，本书不予讨论。至少暂时摘除硅胶植入物的迹象是在第二次之前，但肯定是在包膜形成的第三次复发后的几年内变得明显。

10.2.1 包膜周围自体脂肪注射

正如在许多出版物中证实的那样，自体脂肪有可能改善瘢痕组织，因此也有可能对包膜纤维化起一定的改善作用。但是，还没有数据说明能改善多少。在这种情况下，我们进行了一项植入胸假体后注射自体脂肪的研究。

自体脂肪移植对瘢痕组织产生了明显的改善，即使对假体植入数年后皮下形成所谓的涟漪效应也有效果。

在手术咨询期间，我们应告知患者有假体损伤的可能性。如果硅胶假体意外损坏，无论如何都必须将其移除。事先对手术步骤进行准确设计是非常重要的。在某些包膜纤维化的病例中已经存在硅胶植入物破裂的情况，因此建议进行仔细的术前诊断，主要是采用超声诊断方法。但是所有的诊断技术都不能 100% 排除假体渗漏的可能。

- 鉴于 ALCL 病例数量的增加（ ALCL = 间变性大细胞淋巴瘤 ），用 CD30 标志物对组织液和包膜的样品进行研究。

沿包膜周围，从乳晕边界选取多个进针点，小心地进针，边退针边推注脂肪（图10.3 ）。为了把脂肪注射到包膜表面，侧面也需要开孔。

操作时小心谨慎，硅胶假体受损的风险很小。与单纯的自体脂肪隆乳相比，有假体的自体脂肪注射量要少，通常每侧乳房只有大约 100 ml 的量

同样的，术后 4 周避免压迫术区。

10.2.2 去除硅胶假体，用自体脂肪替代假体

- 一旦发生包膜挛缩，其复发的概率就会很大。因此，我们建议患者从一开始就取出硅胶假体，只使用自体脂肪。

当然要遵循常规的自体脂肪移植隆乳的前提条件（非吸烟者，BMI 大于 18 ）。

对于较小的硅胶假体（ 最大可达

250 ml），自体脂肪几乎完全可以替代假体的体积。用自体脂肪取代假体后成活率都很好。根据我们对 100 多名女性患者的经验，满意度都很高，只有 10% 的患者希望再次进行脂肪移植[3]。一个例子如图 10.4 所示。

10.2.2.1　步骤

对于 350 ml 以下的假体，移植的脂肪量应与硅胶假体的大小基本相当。应提前告知患者，与硅胶假体隆乳相比，自体脂肪移植隆乳不会像假体隆乳那么挺立。由乳房包膜挛缩造成的胸骨上方的突兀感会在术后消失（图 10.4）。

- 注意：乳房提升不能仅靠脂肪来实现！

术后愈合恢复过程跟自体脂肪移植相似：在第 5 天的时候肿胀最严重，术后 6 周内体积会逐渐缩小。

抽吸足量的脂肪后，在乳房下皱襞开口取出硅胶假体，也可以选择从乳晕周围区域入路（此方式不太受欢迎，但仍然可行），同时切除该部位可能存在的任何瘢痕。不建议通过腋窝入路进行手术。

暴露并打开包膜下边界，然后从这里取出硅胶假体（图 10.5）。然后通过反复冲洗和擦拭对包膜进行基本清洗，直到在清洗干净包膜内表面，可见一个较光滑印模（图 10.5 和图 10.6）。清洗破损的硅胶假体是很花费时间的，应该清洗到没有硅胶残留为止。

- 在此过程中，应多次更换手套。

手术策略

将包膜完全留在原位非常重要。原因如下：

- 由于包膜表面有良好的血液供应，移植的脂肪组织能够以这种方式得到良好的愈合。
- 另一方面，我们可以通过填充乳房腺体后空腔填充，以获得良好的突度，并避免在大的开放性创腔中注射脂肪组织。
- 我们建议送一小块组织去做病理检查。

如果在包膜和肋骨之间还有一个肌肉层，我们也可以注射一些脂肪移植物。在此区域注射时，可以随时看到注脂针针头，甚至通过内镜也可以看到针头的进展，所以注射并不复杂。

- 注意：术中应小心避免包膜穿孔，如果发生穿孔了，则应在手术结束时将可能进入包膜空腔中的脂肪组织引流排出（Redon 引流管 12~14 Ch 24 h）。

为了将脂肪安全、均匀地注射到包膜底层区域，可以用锐利的夹持器抓住包膜前缘。这样就可以在数字控制下小心地推动注脂针针头，并在退针的同时注射脂肪（图 10.6）。

由于大多数硅胶假体中间突度较高，另一方面，乳房组织在乳晕方向上较薄，尤其在中央区域，因此应在此处注入至少 150 ml 的脂肪来维持满意的乳房形态。

皮下注射（图 10.7）的方法与自体脂肪移植手术中使用的方法相同（第 10 章 10.1.1）。

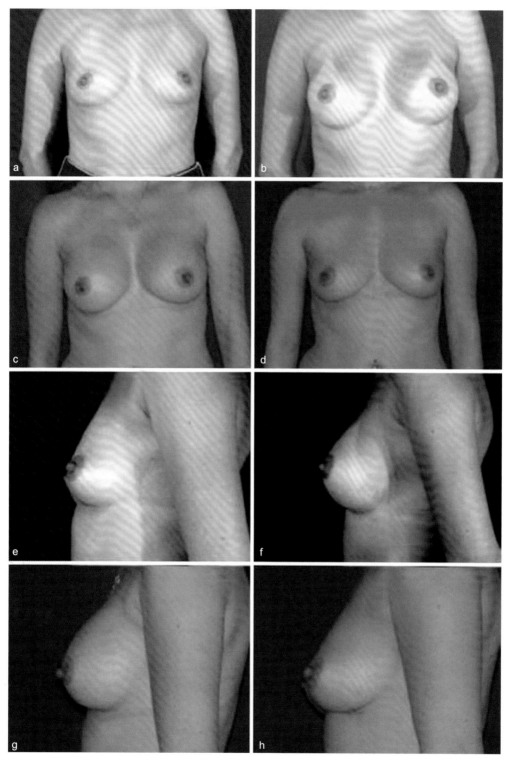

图 10.4 （a-h）硅胶隆乳患者术前（a, e）和术后（b, f），（c, g）8 年后，该患者发生了包膜纤维化 B Ⅲ，硅胶假体仍在原位，（d, h）去除硅胶假体并通过自体脂肪进行体积置换后的状态

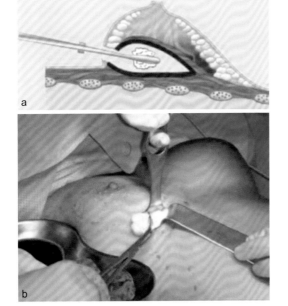

图 10.5　（a）使用刮匙处理包膜（b）清洗创腔（根据 K. Ueberreiter 的图纸绘图）

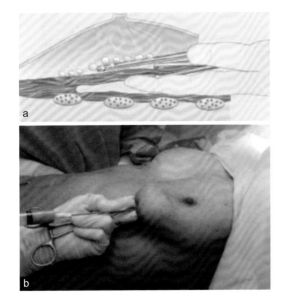

图 10.6　（a）在数字设备监控下进行的包膜周围注射（b）包膜周围注射（根据 K. Ueberreiter 的图纸绘图）

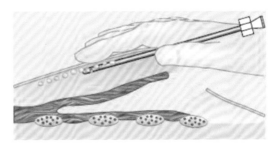

图 10.7　皮下注射（根据 K. Ueberreiter 图纸绘图）

不需要单独的穿刺孔；注脂针可以从手术切口插入。

最后，建议从乳房包膜的边界区域切一条长约 2 cm 的切口，以便尽可能地将血清肿引流到皮下组织中。我们观察到患者中有两例在包膜闭合后开始出现血清肿。此外，随着对 BIA-ALCL（间变性大细胞淋巴瘤）的认识，建议送检一个囊内血清肿标本和切除的组织进行病理分析。引流并不是必要的，但值得推荐。不引流的话，手术也可以在门诊进行。

- 如果万一发生血清肿，应通过穿刺进行引流，并向空腔内注射可的松。

在创口关闭时，皮下组织和皮肤单独缝合。创口的正上方区域，可以通过皮肤上单独的切口进行脂肪填充。术后使用棉绷带松散包扎，不施加任何压力。

三个病例研究如图 10.8、图 10.9 和图 10.10 所示。

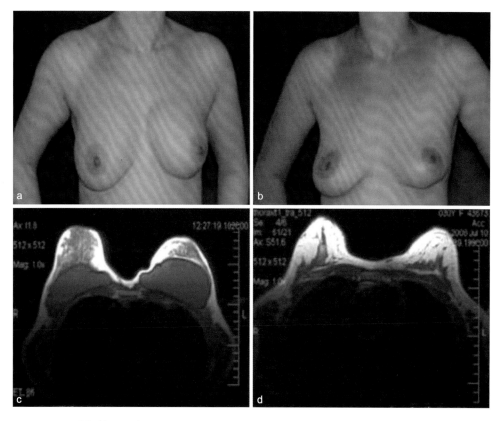

图 10.8 （a-d）硅胶假体植入隆乳术后包膜纤维化（左）（a, c），水动力自体脂肪隆乳手术后 6 个月（b, d），分别在临床和 MRI 上的表现

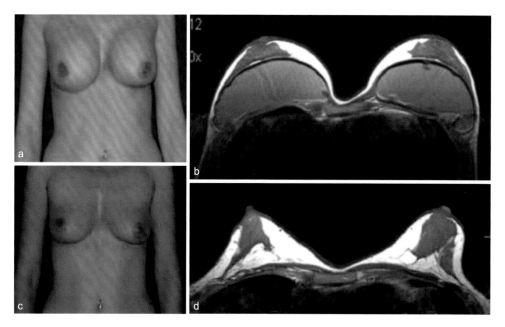

图 10.9 （a-d）硅胶假体隆乳后包膜纤维化（右 305 g；左 265 g）。（a, c）由于包膜挛缩实施两次手术后，（b, d）在自体脂肪注射（右 180 ml，左 160 ml）后，分别在临床和 MRI 上的表现

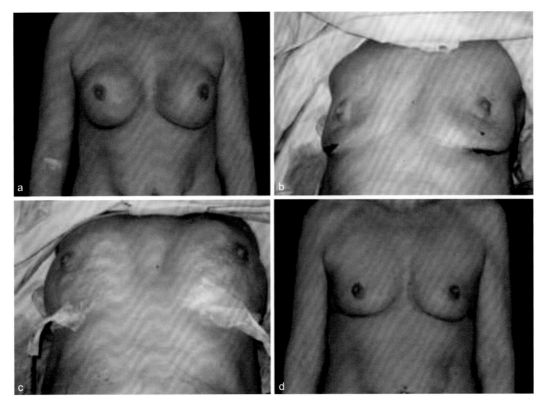

图 10.10 （a-d）硅胶假体隆乳术后双侧包膜纤维化情况（a）术前，（b，c）术中，（d）术后 1 年

10.3 管状乳房

管状乳房的特殊特性在于其真皮层特别紧致，乳房体积增大时，乳房皮肤张力太大不易扩张。这往往会导致乳房不对称，乳晕大且松弛下垂。

在病例 2 中，脂肪有不同的功能：

– 一方面，天生乳房发育不良的患者，可以通过填充脂肪来达到双侧乳房体积增大。
– 另一方面，脂肪移植可以使皮肤变松，从而使乳房形态自然逼真。

通过 2～3 步，自体脂肪移植逐渐美化增大乳房（见 10.1.1 节）。在第一阶段将乳房下皱襞填满后，直接向原来的乳房下皱襞下注入脂肪。开始时，根据预期乳房的大小，在距乳头 8～10 cm 处设计新的乳房下皱襞，然后将脂肪注射入该标记点上方的皮下（图 10.11）。在这个过程中，不要期望原来坚韧的下皱襞会立刻消失。但在随后 6 周内，你会发现它几乎无一例外地开始消失；此时皮肤完全展开，这个过程不需要任何其他操作。

3 个月后可对乳头区域进行第二次调整。我们将乳晕缩减到想要的大小。然后剥离皮肤后将乳晕部分多余皮肤去掉。之后在乳晕区域进行荷包缝合，将乳晕缩小到合适直径（图 10.12）。

• 为防止乳晕再次松弛扩大，应该选择不可吸收线进行缝合。在过去的 5 年里，我们一直在使用 2-0 丝线。因为高泰克斯线在

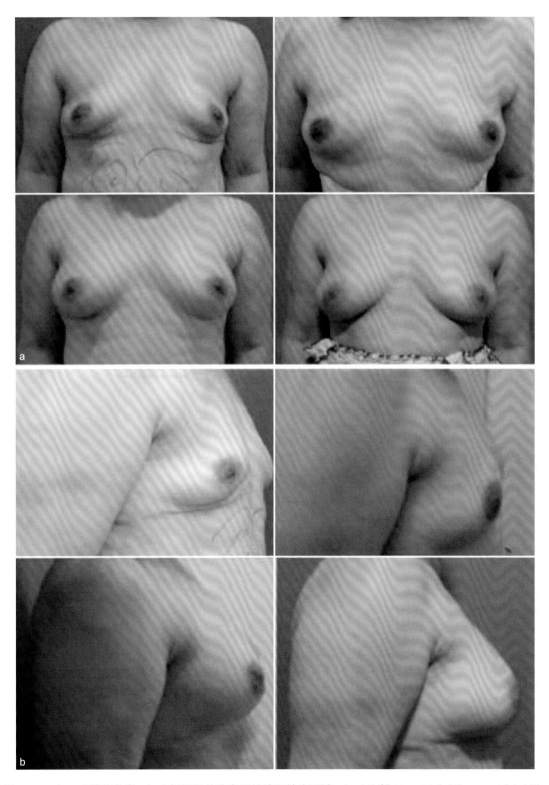

图 10.11 （a-d）管状乳房。（a）标记新的乳房下皱襞和抽脂区域。（b）注射 290 ml（右）和 300 ml（左）后，术后 17 天，（c,d）术后 6 个月和 9 个月的情况

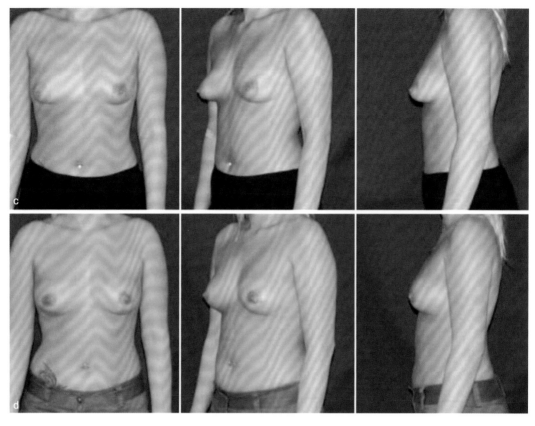

图 10.11 （续）

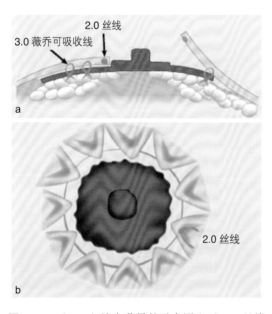

图 10.12 （a, b）缩小乳晕的示意图（a）2-0 丝线的荷包缝合（b）（根据 K. Ueberreiter 的图纸绘图）

术后几个月内要不停地拆线，还有缓慢吸收的 PDS 线也达不到预期的可持续效果。

这时我们用自体脂肪美学隆乳的同样方法，进行皮下和乳腺区域的自体脂肪移植。

10.3.1 重要性

自体脂肪移植在纠正管状乳房畸形方面要优于假体隆乳。比如可以使皮肤扩张得更好，无压迫感，可降低乳腺下皱襞和个性化调整胸型方面等都有优势。除此之外，年龄很小的患者都在接受这种矫正手术，假体隆乳后她们必将需要进行后续的一些手术处理。

BRAVA（负压外扩张装置）系统的运用

是一个很好的替代方案，如第 6 章 6.3 所述。

10.4 不对称性

双侧乳房大小有差异很普遍，但是一旦这种差异超过了乳房的一半或更大，视觉上就会很明显，且会对脊柱造成额外的压力，从而导致脊柱疼痛。

由于乳房形态多样，所以自体脂肪移植是一种理想的矫正乳房大小和轮廓的方法，其效果明显优于硅胶假体植入。

是否对另一侧乳房进行缩小手术取决于患者本人的意愿。

每次脂肪移植能增大半个罩杯，所以我们可以对做几次和每次的注射量进行准确设计。如果两个乳房都要增大，那么先注射较小那个乳房。注射 150～250 ml 脂肪（未离心），较大的乳房可视情况不注射或少量注射即可。

下皱襞高的乳房，通常只有一侧高，可通过直接注射脂肪降低乳房下皱襞（图10.13）。

胸廓畸形（见第 10 章 10.5）和一般的不对称（如向外突出的乳头）也可以得到适当的矫正（图 10.14）。

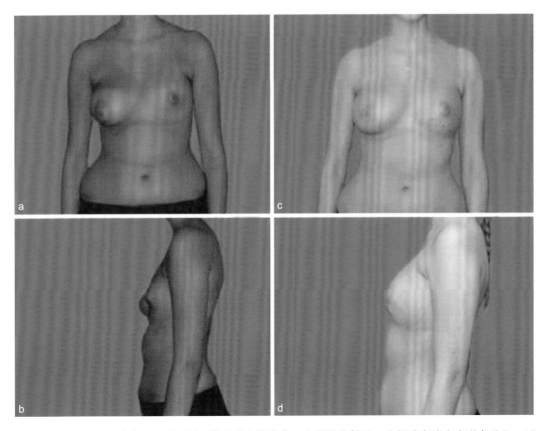

图 10.13 （a–d）不对称（a, b）。同一位患者左侧乳房三次脂肪注射后，右侧乳房缩小成形术后（c, d）

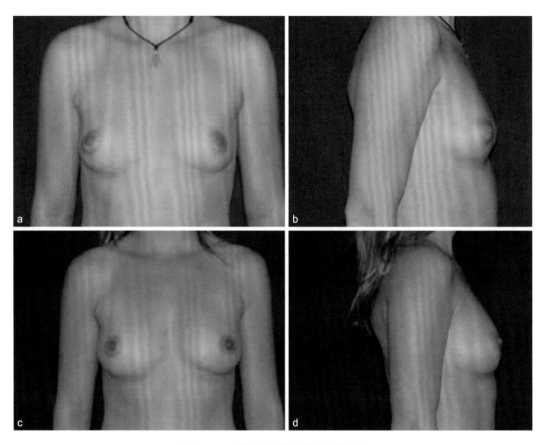

图 10.14　乳房侧面体积缺失的矫正

10.5 Poland 综合征和漏斗胸

10.5.1 漏斗胸

凹陷的胸部（漏斗胸）是最常见的胸部异常，发生率为 1/300 ~ 1/1000。这种畸形部分与 Mafan 综合征有关。

如果排除 Mafan 综合征的话，首先要考虑这种症状是不是心肺功能造成的，但现在文献中仍然存有争论和不同意见。已发表的论文显示，这些问题的出现往往伴随着严重畸形。大多数作者都观察到手术的主要指征在于心理、美学及社交层面[4]。

由于侵入性手术的并发症发生率高达

8%。所以术后并发症低的自体脂肪移植矫正术引起了人们的极大兴趣。

- 自体脂肪移植一般需要 2 ~ 3 次，每次平均注射 100 ml 的脂肪就足够了。

病例研究如图 10.15 所示。

10.5.2 Poland 综合征

Poland 综合征（1841 年由英国的 Alfred Poland 爵士首次提出）是一种先天性的复杂畸形，发病率为 1/30 000[6]。该综合征的内容包括如下。

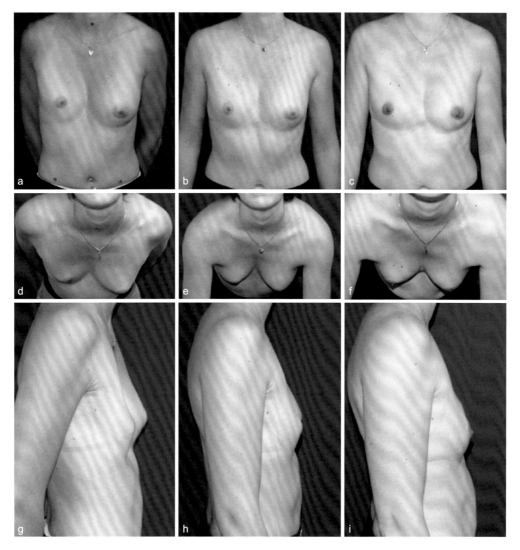

图 10.15 （a–h）一名 25 岁漏斗胸患者（BMI 20.20）的术前照（a, d, g）和首次自体脂肪移植（305 ml）的术后照（b, e, h）。第二次自体脂肪移植（410 ml）后的效果和术后 5 年（两次怀孕后，BMI 23）的效果（c, f, i）

Poland 综合征
- 胸廓畸形
- 胸大肌发育不全
- 同侧手畸形

但是在日常实践中，我们发现该综合征的临床表现形式存在很大差异。对于女性而言，乳房不对称是常见症状，乳房和乳头乳晕复合体发育不全，最终导致胸大肌缺损。

在以前，这种畸形的治疗并不容易，并且常常有较高的并发症。常规的手术包括背阔肌移植，通常与硅胶假体植入相结合。这种手术方法就意味着胸部和背部必须有额外的瘢痕和一些明显的提拉缺陷，并且双侧乳房的对称性也并不令人满意。

用同样的方法可以治疗比漏斗胸症状更轻一点的 Poland 综合征。这是因为与其他方法相比，自体脂肪组织移植术后的发病率非常低，同样并发症的发生率也非常低[7]。

然而，合并胸大肌或背阔肌发育不全的复杂的 Poland 综合征需要实施更复杂的手术。一侧乳房的重建取决于另一侧发育正常的乳房的体积，获取脂肪的多少以及患者的意愿，重建过程要么选择完全通过脂肪组织移植[8]，要么联合使用硅胶假体植入。

如果组织缺失严重，可能需要 3 ~ 6 次脂肪移植物才能完成。

与其他手术相比，该手术最大的优势在于随着皮肤慢慢扩张，乳晕会被慢慢顶起，形成自然的形状。

- 也可以考虑对侧乳房的缩小术，以防重建乳房的体积过大。

从技术的角度来看，美学丰胸和再造丰胸没有根本的区别。

一个复杂的 Poland 综合征的矫正在一个病例研究中的展示见图 10.16。

10.5.2.1　重要性

综上所述，使用自体脂肪组织进行移植具有自然而持久的效果，并且仅有轻微的瘢痕形成且几乎没有并发症，因此可以说胸廓畸形的治疗方式已经发生了改变。自体脂肪

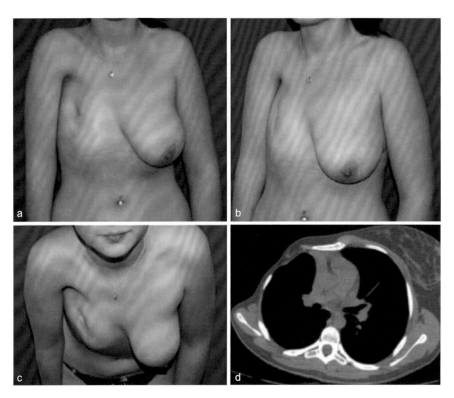

图 10.16　（a- c）一名 16 岁女孩（BMI 23），Poland 综合征第一次矫正手术前。在 MRI 图像上可以清楚地看到缺失的胸大肌和背阔肌（d）。萎缩的右侧胸壁仅有皮肤覆盖。经过历时 10 个月、4 次自体脂肪组织移植（150、210、220 和 345 ml）以及行完全保留右乳晕以供将来乳晕重建的右侧乳房切除术后的结果（e, f, g, h）。患者 22 岁时，距最后一次手术 10 个月后，填充 300 ml 水凝胶的圆形硅胶假体并结合腹部推进皮瓣手术后的效果。（术前行扩张器植入术以形成瘢痕纤维化结构，将其作为推进皮瓣的支撑物）

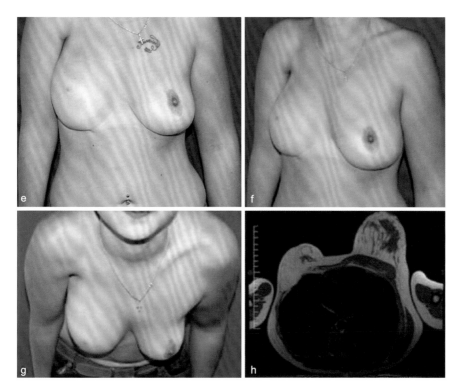

图 10.16（续）

组织移植将是今后各种治疗方法的首选。

10.6 自体脂肪与提升

　　基本上，任何类型的乳房提升都可以与自体脂肪组织移植相结合。

- 注意：在结合这两种方法时，应严加注意，填充脂肪的区域要离伤口有一定距离。

　　不用分离乳腺腺体的棒棒糖提升法是最适合的。可以将脂肪注入皮下和皮下组织；这样效果更好（图 10.17）。

　　每侧乳房注射 100~150 ml 脂肪组织，主要注射到乳房的上极，并结合乳房提升术一起进行。

　　术后避免压迫，因为压迫会对脂肪成活产生不利影响。但如果完全没有压迫，乳房提升术后形成血肿的风险就会增加。因此，建议术后穿加压胸罩或使用弹力绷带，不要对乳晕上方的区域形成任何压力。

- 注意：结合使用这些方法时应严加注意，避免将移植的脂肪填充到伤口的区域。

　　在不分离腺体的情况下，将皮肤进行尾端对折的轴向提升法最适合。脂肪组织可分别注射到皮下和肌肉内，预期效果也会更好。

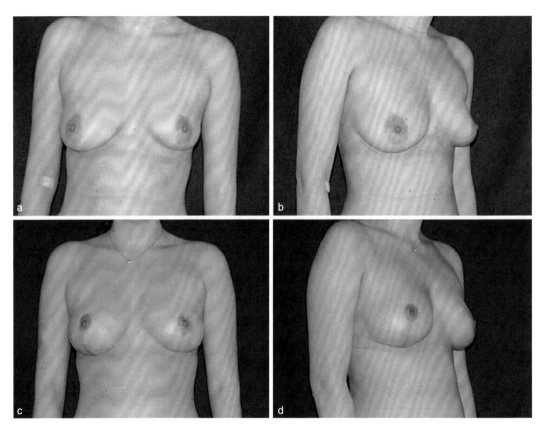

图 10.17（a, b）术前，（c, d）乳房提升术后 1 年，同时行每侧 200 ml 自体脂肪组织移植

10.7 乳房重建

10.7.1 简介

目前，自体脂肪移植被认为是一种低风险、简单易行的乳房重建手术方法[9-11]，是两阶段干预或部分重建的常规方法。即使在全乳切除术后，自体脂肪移植也可以作为乳房的完全重建以及作为开放皮瓣整形手术的替代方法。

• 在德国整形重建外科学会的领导下，一项以脂肪填充为主题的 S2A 指南已经发布。

我们希望分享一下在使用水动力辅助抽脂（WAL）及水动力自体脂肪隆乳术时进行完整乳房重建的经验。

10.7.2 个人方法

乳房重建的前提条件如下：

– 最终治疗，包括术后 6 个月的最终治疗（放射/化学疗法）。
– 所有其他可行性替代方法的详细说明，尤其是微血管蒂皮瓣整形手术。接受治疗的女性患者已事先得到通知，且拒绝任何其他重建方法。

— 自体脂肪丰厚，可进行 4~8 次自体脂肪移植的脂肪量。

所有患者必须清楚，治疗可能要持续 2 年或更长时间。在脂肪移植的同时，可在另一侧进行适当的乳房缩小术、同侧腹部推进皮瓣和乳头乳晕重建术。

• 应仔细观察组织学结果，因为肿瘤组织和健康组织的边界很微妙，因此重建手术可能有增加复发的风险。

但根据目前最新资料，还没有自体脂肪移植导致复发风险增加的报道。但不管是否做重建手术，复发的风险总是存在的。

由于手术方法略有不同，我们将分别就乳腺切除后及乳腺放疗后所涉及的治疗过程进行讲述。

10.7.3 乳腺切除后

如果乳房受区仅存有一层非常薄的软组织，或者胸大肌缺失，那么可以在最初的几个步骤中分别移植很少量的脂肪组织（50~100 ml）。由于每次移植后皮下组织量都会增加，移植的脂肪量也可以随之增加一些。在这之后，可以植入皮肤扩张器（10.7.3.1）。

如果已经有扩张器，则在每次移植后分别放松该扩张器，以降低进行脂肪注射时的张力。皮下最初的注射量应在 50~100 ml，直到皮肤产生明显的张力。然后，可以释放扩张器 50~100 ml 体积来再次减小这种张力。扩张器对患者的最大好处在于，它可以显著增加乳房体积，这样患者就不需要佩戴假体，术后也应避免佩戴假体，以减少额外压力。对于有硅胶假体的，建议更换成扩张器。

10.7.3.1 皮下扩张器

一旦皮下脂肪层的厚度达到（1 cm 以上），就可以使用扩张器。我们使用带有注射壶的简易圆形扩张器，以便于将来通过尽可能小的切口进行摘除。如果另一侧乳房较小，则仅使用扩张器即可。如果需要重建的乳房较大，则可以同时进行腹部推进皮瓣。

• 在任何情况下都必须优先考虑皮下放置扩张器。在肌肉紧张的时候，肌肉的位置会导致胸部活动受限。

10.7.3.2 腹部推进伴扩张器埋置

为了获取更多的皮肤或皮下脂肪组织以重建乳房，可将腹部皮肤上推至患侧乳房 5 cm 的范围内。操作如下。

患者站立时于健侧乳房标记乳腺下皱襞的位置，并在胸骨上标出扩张的底线，以便在后期乳房提升时获得必要的标记。在行乳腺切除的一侧，新设计的乳房下皱襞的尾端比健侧要高出约 5 cm。

切口瘢痕进行组织学观察。剥离皮下组织层和肌肉层到新设计的乳房下皱襞位置。然后，分离新设计的整个乳房下皱襞肌肉筋膜层，再向筋膜下的尾 - 背侧（肌肉区域）再延伸 5 cm。然后从这一层再次分离筋膜以获取一个能贴在皮下组织层的筋膜补片。准备工作从这里开始，在筋膜和皮下脂肪组织之间的腹侧（筋膜上）进行。

腹侧筋膜直接分离到头（肚脐水平）。在此过程中，必须仔细止血，特别小心穿孔。建议用轻型牵开器或内镜提供辅助。

建议在创口中置入引流管。可以通过约 5 cm 宽的筋膜层进行双缝线连接到下方的肌筋膜。这样就形成了一个非常可靠和永久的新的乳房下皱襞（图 10.18）。

新形成的乳房下皱襞下方的脂肪组织可随后通过抽吸进行塑形变薄。

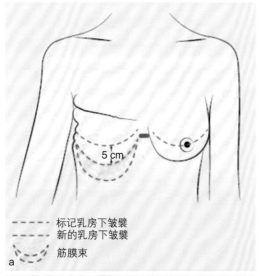

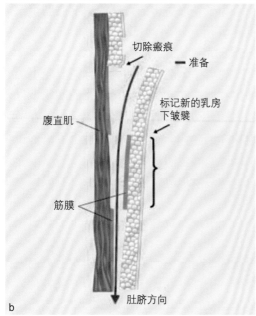

图 10.18 （a, b）前腹部除皱（a）（b）外侧（示意图）（根据 K. Ueberreiter 图纸绘图）

推进皮瓣的另一个优点是现在我们可以很容易地使用约 300 ml（至 500 ml）的组织扩张器获得额外的组织了（图 10.19）。为了后期方便给扩张器注水，最好将注射壶横向放置在肋骨上。建议使用最小规格的注射壶。

上文已描述了接下来的手术过程（见第 10.1.1 节）。

作为泛欧洲多中心研究[12]的一部分，我们在治疗结束后和至少经过 6 个月（平均 2.6 年）的时间后，对患者数据的评估得出了以下结果：平均而言，在 21 个月内（9 个月，最长 2.5 年）进行 4～6 次脂肪组织移植，移植量分别使用 159 ml（±61 ml），可使乳房体积增加到 1020 ml（±515 ml）。在这项研究中，患者在辅助放疗后，对治疗的参与度更高，对乳房体积要求更大。（$P<0.041$）。

以下为术后并发症：
– 局部感染（0.74%）
– 肉芽肿（0.74%）
– 脂肪坏死（2.59%）

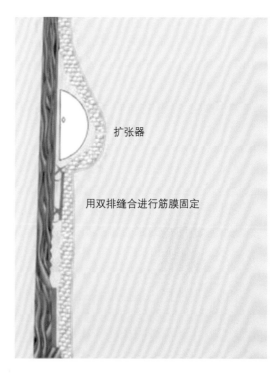

图 10.19   扩张器（根据 K. Ueberreiter 图纸绘图）

所有这些并发症都没有表现出任何临床相关性。患者满意度高（95.42%），美学效果良好（67.68%）（图 10.20）。

10.7.3.3 重要性

可以得出的结论是，自体脂肪移植基本上适合于乳房切除后完整的乳房重建，在大约 2 年的时间内平均需要进行 4~6 次脂肪移植。这种治疗方法最适合中等大小的乳房（A–B 罩杯）。

10.7.4 保乳治疗后

在 Petitet 等发表关于保乳治疗后通过脂肪填充进行乳房重建这种手术方式后，该方式仍暂时存在不确定性[13]。比如肿瘤复发

风险增加的问题[13-14]。在这项研究中，KIR 基因表达增强的年轻女性患者复发的可能性会受到影响。即使以后的研究不能证明这一点[9-11]，但我们也必须告知患者，让她们不要对肿瘤复发产生不必要的恐慌。

建议详细地记录病史，尤其是组织学结果。

- 如果肿瘤组织切缘很窄，这种患者进行乳房重建时要非常谨慎，因为她们可能会把复发率增高的风险归咎于脂肪重建导致。保乳术通常与随后的放射疗法联系在一起。必须遵循放射治疗后的程序（参见 10.7.5 ）。

在前 3~4 次手术中移植少量的脂肪组

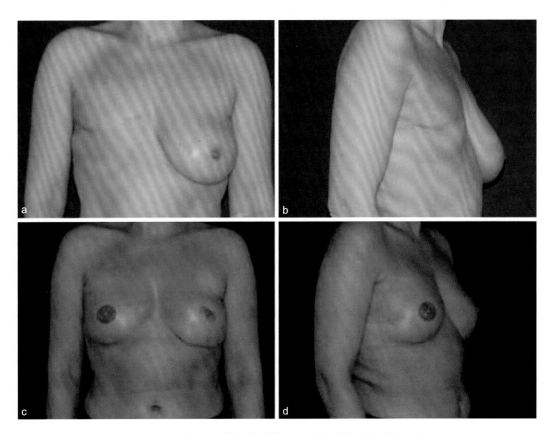

图 10.20 （a-d）乳房重建前（a, b）及重建成功后（c, d）

织（例如 60 ~ 100 ml），可以更好地达到预期目标（请参阅 10.7.5）。

10.7.4.1 重要性

在保乳治疗后，对于乳房形状和体积方面的补充，自体脂肪组织移植与其他治疗方式相比效果相当或更优，例如背阔肌皮瓣、硅胶假体植入物或游离皮瓣。因此，应该将其视为一种可选择的临床治疗方式。

10.7.5 放疗后

辅助放疗后，需要对放疗后的损伤进行大约 4 次的额外治疗。整个治疗过程将花费长达 3 年的时间，以达到乳房重建的最终效果，其他医生相同的经验也证实了这一观察结果（Rogder Khouri，个人交流）。

原因显然是多方面的：

– 放疗会在皮下组织中引起明显的纤维化，当体积增加时，会阻碍组织的平滑扩张。
– 由于细胞有丝分裂能力降低，甚至新生血管也会减少。因此，移植组织的成活率也可能随之降低。原因在第 15 章单独讨论。

• 在治疗开始时就向患者解释这些基本知识，并指出前 3 ~ 4 次脂肪组织移植不会带来任何体积的增加，这些仅仅是为了改善放疗皮肤的质地。

想快速增加乳房体积也是毫无意义的。通常我们只在乳房皮肤层注入 50 ~ 70 ml 少量脂肪组织。一般来说，4 次甚至 3 次治疗后，皮肤的结构和张力都会得到改善。因此，脂肪移植的体积也逐渐增加。一旦皮下组织达到 2 cm 厚，不管有没有做腹壁整形术，都可以埋置扩张器增大体积了（见第 10.7.3 节）。

10.7.6 乳房切除术后采用负压外扩张系统（BRAVA-AFT）的重建

在大多数情况下，自体脂肪组织移植都可以用于乳腺癌术后轮廓畸形的矫正。常见指征是：

– 皮瓣整形术后残留的凹陷形成
– 皮瓣体积不足时的体积缺失
– 例如在 TMG 或 TRAM 重建后，由于肌肉萎缩引起的体积损失

在这种情况下只能注入有限的脂肪组织，特殊情况下除外，需要对整个重建乳房进行预扩张。

对组织特别薄，且有假体或扩张器的患者，那么情况就大不相同了。如果因为植入假体的轮廓或边缘明显而进行脂肪填充，那么由于假体上覆盖的组织非常薄，这个手术难度就特别大。用足够大罩杯的外部预扩张方法，不仅扩大了乳房皮下组织的空间，也由于水肿使皮下组织空间变得疏松，这不仅为受区提供了更多的空间，而且也降低了导致硅胶假体损伤的风险。

对于使用埋置扩张器重建的，软组织覆盖薄的乳房，负压外扩张装置（BRAVA-AFT）治疗同样适用。通过 1 ~ 2 次预扩张后进行自体脂肪组织注射，可以有效增加皮下组织的厚度。这样对于软组织非常薄的乳房，也可以进行假体植入。

对于乳房切除术后的重建，目前最主要的手术方法是皮瓣整形或硅胶假体植入。迄今为止，只有少数出版物发表了关于乳房完全切除术后成功并完全重塑乳房的文献 [12, 15]。

通过自体脂肪组织移植重建，在这个适应证中有一些基于系统的缺点（见总结）。

由于这个原因及肿瘤风险不能确切地评估等情况，应对患者进行严格的评测，并让她们充分了解这项治疗，并告知她们所有其他可替代的治疗方式。

以下患者非常适合：

– 乳房未经放疗
– BMI（体重指数）为 25～30
– 腹部和腿部的"问题区域"适合抽脂
– 具有高度的依从性
– 希望重建乳房的最大尺寸为 B-C 罩杯
– 即使在听取建议后仍拒绝（高风险）皮瓣整形手术乳房重建以及假体植入重建的患者

使用 BRAVA（负压外扩张装置）系统进行外部预扩张在这里具有显著的优势：乳房切除术后，不仅乳房体积丢失，而且皮下和肌肉前形成了粗糙粘连的瘢痕，这不利于单独注射脂肪。脂肪填充后通常会导致乳房切口瘢痕的横向回缩，强制性瘢痕治疗会形成组织空腔，填充到空腔内的脂肪会坏死和形成油囊肿。

由于经过数周的预扩张，在实际操作之前在这些瘢痕结构上施加了连续的张力，除了受区的扩大和扩展之外，黏附力也得到了扩展，皮肤组织不再与肌肉粘连在一起，从

而优化了组织对移植脂肪的接受度。一个临床病例如图 6.11 所示。

10.7.7 皮下乳腺切除术后

皮下乳腺切除术通常是针对 DCIS（导管原位癌）和基因携带者（BRCA 1 和其他情况）进行的，这是特例。彻底清除，仅会有一层非常薄的皮下脂肪层留下。如果在随后的治疗中通过肌肉下植入假体，或用塑料网或异体组织进行进一步加固，那么使用自体脂肪重建非常困难。

由于在这种情况下包膜挛缩会经常发生，一次自体脂肪移植也不能完全替代硅胶假体。这是因为现有的组织层的注射量不足以替换该假体。所以随着淋巴水肿的形成，皮肤出现明显的纤维性收缩，通过几次小体积的脂肪移植得以纠正。对于组织特别硬的情况，脂肪只能通过锐针进行注射。因此，切勿尝试通过一次脂肪移植就可以完全取代假体。最好将假体换成扩张器，并在接下来的每次操作中逐步缩小该扩张器的体积。

因此，我们建议对这种病例采用完全不同的处理方法：

• 对于存在高遗传风险，而需要进行预防性皮下乳腺切除术患者，不需要迫切地进行重建。可以通过 2～3 次自体脂肪组织移植来改善皮下组织层后，再行重建手术。

如果在进行自体脂肪移植增加了皮下组织厚度后，再行乳腺切除术的，那么假体植入后就会有一层很好的组织覆盖。

如果患者想要进行完全的自体脂肪重建，可以使用扩张器代替假体，然后在适当的脂肪组织体积填充后取出扩张器。该处理方法已在第 10.7.3 中说明。

皮下乳腺切除术的切口最佳选择应该是从乳晕下边界到乳房下皱襞的垂直切口。与常规做法相比，即在乳腺下皱襞处进行水平的长切口，该切口入路方便、术野展露清晰，而且几乎是隐形的。乳晕周围通路是可行的，但这经常导致乳头乳晕处脂肪注射的复杂性。

这种手术方式适用于较小的乳房（最大到C罩杯）。如果同时进行乳房缩小，对于不缩小的那侧乳房还是建议增加皮下脂肪组织。随后的皮下乳腺切除术仅使用垂直缝线或使用L形缝线便可简单完成。

参考文献

1. Ueberreiter K, von Finckenstein JG, Cromme F, et al. [BEAULI—a new and easy method for large-volume fat grafts]. Handchir Mikrochir Plast Chir. 2010;42(6):379–85.

2. Headon H, Kasem A, Mokbel K. Capsular contracture after breast augmentation: an update for clinical practice. Arch Plast Surg. 2015;42(5):532–43.

3. Ueberreiter K, Tanzella U, Cromme F, Doll D, Krapohl BD. One stage rescue procedure after capsular contracture of breast implants with autologous fat grafts collected by water assisted liposuction (BEAULI method). GMS Interdiscip Plast Reconstr Surg DGPW. 2013;2:Doc03.

4. Poupon M, Duteille F, Casanova D, Caye N, Magalon G, Pannier M. Pectus excavatum: what treatment in plastic surgery? (French). Ann Chir Plast Esthet. 2008;53:246–54.

5. Wurtz A, Rousse N, Benhamed L, Conti M, Hysi I, Pincon C. Simplified open repair for anterior chest wall deformities. Analysis of results in 205 patients. Orthop Traumatol. 2012;98:319–26.

6. Foucras L, Grolleau-Raoux JL, Chavoin JP. Syndrome de Polland: série clinique de reconstructions thoracomammaires (French). A propos de 27 patients opérés. Ann Chir Plast Esthet. 2003;48:54–66.

7. La Marca S, Delay E, Toussoun G, Ho Quoc C, Sinna R. Treatment of Poland syndrome thorax deformity with the lipomodeling technique: about 10 cases (French). Ann Chir Plast Esthet. 2013;58(1):60–8.

8. Coudurier J, Ho Quoc C, Ismail M, Dlimi C, Tourasse C, Delay E. Long term outcome of lipomodeling in Poland's syndrome: about our first case with an eleven year's follow up. Ann Chir Plast Esthet. 2015;60:65–9.

9. Bertolini F, Petit JY, Kolonin MG. Stem cells from adipose tissue and breast cancer: hype, risks and hope. Br J Cancer. 2015;112(3):419–23.

10. Gale K, Rakha E, Ball G, et al. A case controlled study of the oncological safety of fat grafting. Plast Reconstr Surg. 2015;135(5):1263–75.

11. Simorre M, Chaput B, Voglimacci Stephanopoli M, et al. Lipofilling in breast reconstruction: is there any population with higher risk of local recurrence? Literature systematic review. Gynecol Obstet Fertil. 2015;43(4):309–18.

12. Hoppe DL, Ueberreiter K, Surlemont Y, Peltoniemi H, Stabile M, Kauhanen S. Breast reconstruction de novo by water-jet assisted autologous fat grafting—a retrospective study. Ger Med Sci. 2013;11: Doc17.

13. Petit JY, Rietjens M, Botteri E, et al. Evaluation of fat grafting safety in patients with intraepithelial neoplasia: a matched-cohort study. Ann Oncol. 2013;24(6):1479–84.

14. Petit JY, Botteri E, Lohsiriwat V, et al. Locoregional recurrence risk after lipofilling in breast cancer patients. Ann Oncol. 2012;23(3):582–8.

15. Heine NP, Prantl L. Breast reconstruction using autologous fat injection. Chir Praxis. 2014;78:77–90.

脂肪移植丰臀 **11**

11.1 简介

在德语国家，对丰臀和髋部扩大的需求量非常少。但在拉丁美洲国家、北美和阿拉伯国家，对这种手术治疗的需求量却非常大。可以说，对丰臀的需求比丰胸的需求更大。并且需求的数量也在不断增加。

所以我们应该意识到不同民族国家理想观念存在的巨大差异[1]。注重丰臀（或"巴西臀"）的美学需求主要存在于美洲国家、南欧及非洲国家。阿拉伯国家似乎更喜欢整体上的扩大和扩张，而在北美，在体重大幅度下降之后往往需要对身体中部区域进行填充。

- 在所有文化中，腰与臀的理想比例都是 $1:1.4$[2]。

11.2 适应证

丰臀术的适应证：

- 体重锐减后
- 对天生体型不满意
- 有后天或医源性缺陷的
- 硅胶植入后包膜纤维化[3]

由于过度吸脂而引起的香蕉褶畸形，或臀沟下方的脂肪隆起，都可以使用自体脂肪组织进行矫正[4]（本章末尾的图片示例）。

臀部外形通常用一般的图形描述，以正方形、V形、梨形[5]图形为基础，从中画出在填充过程中的操作步骤。

每侧臀部填充 200～1300 ml 脂肪组织[6]。目前还没有关于吸收率的可靠数据。存活的脂肪组织可在单独的 MRI 对照研究中检测到[6]。最近，在整形外科中，臀部脂肪移植已被评为是最危险的手术。这完全是由夸张的注射量和解剖学上的错误手术操作而导致。如果遵守注射量和注射层次的基本原则，其手术效果与其他任何手术一样。

11.3 手术方法

应用以下方法：
- 振动抽吸（"动力辅助吸脂"），用于抽吸和重新填充脂肪[7]
- 根据科尔曼的脂肪结构方法
- 在 PRP（"富血小板血浆"[9]）辅助下使用的未定义的方法

本章作者将 BEAULI 方法（水动力自体脂肪隆乳术）[10]与 WAL（水动力辅助抽脂术）结合使用。

11.4 术前设计与准备

医生与患者之间在认识方面会存在很大差异，因此医患之间进行术前讨论是绝对有必要的。使用照相模拟或将所预期的身体轮廓绘制到照片中是最方便的方法。你也可以让患者带着他们理想的最终结果的照片前来就诊（例如从网上下载）。从而防止出现沟通的误解，或者打消患者不切实际的期望。但必须要指出的是，最终结果不能仅通过一次手术来实现；3 个月后可能需要再次手术。

在准备过程中，要吸脂和填充的区域应尽可能以不同的颜色标记。还应在臀部，尤其是臀上动脉和静脉处进行标记。在肌肉组织内注射时，应非常小心地进行（图 11.1）。

麻醉时，体位应是俯卧位。只有对臀部侧面进行脂肪填充时才会选择在侧卧位进行操作。

建议使用一次头孢类抗生素加以预防。如遇到血栓形成的可能性增强，可连续使用 7 天肝素。

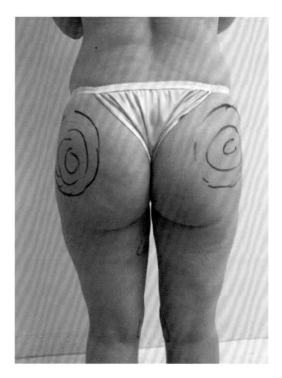

图 11.1　标记

11.5 手术操作

准备抽吸的脂肪量 600 ~ 1000 ml 用于填充。

- 建议在骶骨上方的菱形区域进行吸脂。这样吸脂，可以使臀部的饱满度得到加强（图 11.2）。

基本上，丰臀手术所使用的脂肪和丰胸手术的没有明显的区别。但一般来说，臀部区域填充的脂肪量会更大。

- 为了效果明显，皮下层及臀肌浅层的注射量在 300 ~ 500 ml。填充的脂肪组织量越

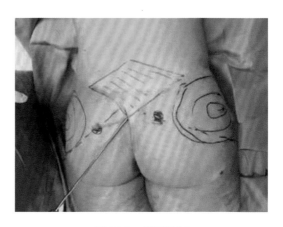

图 11.2　骶区抽脂

大，吸收率会越高，并可能会出现瘢痕化改变。

手术操作粗暴的话，可能损伤臀部的大血管，进而增加肺栓塞的风险。一般来说，脂肪丰臀手术是安全可靠的，其副作用比硅

胶假体植入物小得多[11-12]。

脂肪组织主要填充到臀部外上侧及臀中区域，如果需要也可填充到股骨转子区域。切口位置选择在可以从两侧进行交叉注射的区域（图 11.3）。当臀部组织填充到饱满且仍有弹性时，就应停止注射。

续穿戴时间见总结。

术后，应尽量避免仰卧位和侧卧位睡觉。如果填充的是臀部上方区域，是可以坐着的。如果填充的是臀下区域（香蕉褶），那么术后是不允许坐着的。

11.6 术后治疗

建议在骶骨区域放一块 3 ~ 5 cm 厚的菱形泡沫软垫进行轮廓塑形（"骶骨钻石"处），至少佩戴 2 周时间（图 11.4）。

必须穿剪裁合适的塑身衣（图 11.5）。现在有不同的厂家提供这种产品。建议的持

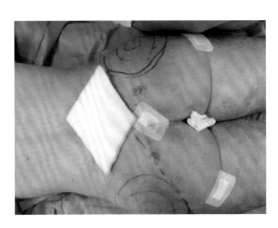

图 11.4 放置一块海绵对骶骨区域进行塑形

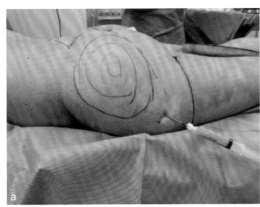

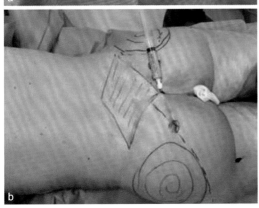

图 11.3 （a,b）注射填充过程

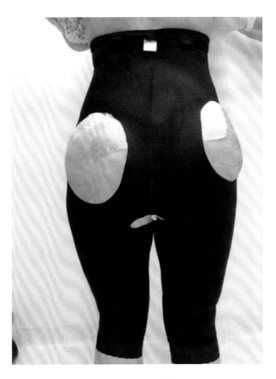

图 11.5 塑身裤

11.7 风险及并发症

如果操作得当，脂肪移植丰臀是一项可靠的增加臀部容量的手术方法。在臀部较小的情况下，每侧填充的脂肪量不得超过200 ml。如果填充的体积很大，则每侧填充量可达到500 ml。虽然有报告称填充量可以更高[6]，但不建议为发表文献而这么做。

个别情况下，脂肪填充的可能会不均匀（在渗透区）。

脂肪填充矫正瘢痕缺陷时，可能会需要多次手术才能达到预期的效果。

最近有脂肪填充引起神经损伤的报道，甚至有脂肪填充引起肺栓塞而产生致命情况

的发生。所有这些情况都与填充量过大和不合格的外科医生操作有关。感染非常罕见，并且不应该在无菌操作中发生。

11.8 病例研究

图 11.6 显示了一名女性患者，因行臀上动脉穿支术后，站立时有组织缺陷，而坐位时经常感到疼痛（SGAP = "臀上动脉穿支"）。移植了 290 ml 自体脂肪后，患者的疼痛得到了完全治愈。除此之外，瘢痕在视觉上也有了明显的改善。

图 11.7 所示为一名变性患者，她曾因髋部和臀部的男性轮廓而感到不安。图 11.7

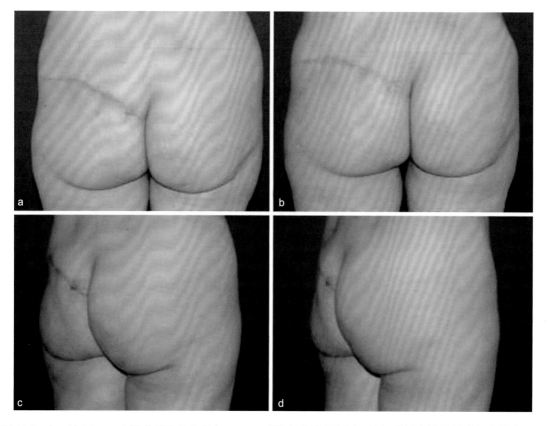

图 11.6 （a-d）SGAP- 皮瓣术后患者状态（SGAP = "臀上动脉穿支"）。她经常因为站着的时候有缺陷而坐着的时候疼痛而苦恼。290 ml 自体脂肪填充后，患者的疼痛完全治愈了。除此之外，瘢痕在视觉上也有了明显的改善

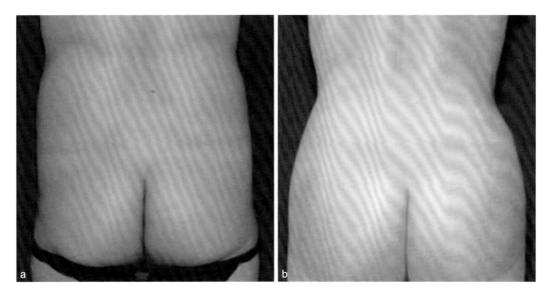

图 11.7 （a，b）变性患者隆臀手术前和隆臀术后 6 个月的情况，两次自体脂肪移植手术每侧分别移植 300 ml 脂肪组织

显示了她每次手术中每侧臀部两次移植自体脂肪组织 300 ml 之前和半年后的情况。

加压治疗
　　总体来说，抽脂部位要进行 4 周的塑形加压：
– 2 周，每天 24 小时
– 另外 2 周，每天 12 小时

参考文献

1. Lee EI, Roberts TL, Bruner TW. Ethnic considerations in buttock aesthetics. Semin Plast Surg. 2009;23(3):232–43.
2. Roberts TL 3rd, Weinfeld AB, Bruner TW, Nguyen K. Universal and ethnic ideals of beautiful buttocks are best obtained by autologous micro fat grafting and liposuction. Clin Plast Surg. 2006;33(3):371–94.
3. Salgado CJ, Sinha VR, Desai U. Liposuction and lipofilling for treatment of symptomatic silicone toxicosis of the gluteal region. Aesthet Surg J. 2014;34(4):571–7.
4. Pereira LH, Sterodimas A. Correction for the iatrogenic form of banana fold and sensuous triangle deformity. Aesthet Plast Surg. 2008;32(6):923–7.
5. Cuenca-Guerra R, Lugo-Beltran I. Beautiful buttocks: characteristics and surgical techniques. Clin Plast Surg. 2006;33(3):321–32.
6. Murillo WL. Buttock augmentation: case studies of fat injection monitored by magnetic resonance imaging. Plast Reconstr Surg. 2004;114(6):1606–14; discussion 1606–1615.
7. Abboud MH, Dibo SA, Abboud NM. Power-assisted gluteal augmentation: a new technique for sculpting, harvesting, and transferring fat. Aesthet Surg J. 2015;35(8):987–94.
8. Roberts TL 3rd, Toledo LS, Badin AZ. Augmentation of the buttocks by micro fat grafting. Aesthet Surg J. 2001;21(4):311–9.
9. Willemsen JC, Lindenblatt N, Stevens HP. Results and long-term patient satisfaction after gluteal augmentation with platelet-rich plasma-enriched autologous fat. Eur J Plast Surg. 2013;36:777–82.
10. Ueberreiter K, von Finckenstein JG, Cromme F, et al. [BEAULI—a new and easy method for largevolume fat grafts]. Handchir Mikrochir Plast Chir. 2010;42(6):379–85.
11. de Pedroza LV. Fat transplantation to the buttocks and legs for aesthetic enhancement or correction of deformities: long-term results of large volumes of fat transplant. Dermatol Surg. 2000;26(12):1145–9.
12. Toledo LS. Gluteal augmentation with fat grafting: the Brazilian buttock technique: 30 years' experience. Clin Plast Surg. 2015;42(2):253–61. Review. https:// doi. org/10.1016/j.cps.2014.12.004.

12 手部脂肪移植

12.1 简介

拥有一个更加时尚、完美和年轻的外表是当今人们都在追求的目标。整形美容在大众中越来越受欢迎，它不仅能够使五官更好看，也能使面部更加年轻化。跟身体的其他部位相比，手部经常暴露在外，像人的"第二张脸"一样，手部也像面部一样存在自然老化的过程（图 12.1 ）。

手部平时并不像面部一样涂防晒霜或面霜进行保护，此外在日常生活工作中的摩擦破坏和接触有害物质等易加快手部老化。手部老化的主要表现如下（图 12.2[1] ）。

手部老化的表现：
– 皮肤色斑形成
– 可见静脉扩张（"静脉隆起"）
– 可见肌腱扩大（"肌腱显示"）
– 皮肤松弛伴皱纹形成

皮肤色斑从 40 岁开始出现，可以通过以下方法有效减少：

– 激光治疗 [3-4]
– 强脉冲光治疗 [5]
– 剥脱的治疗

自体脂肪移植可以有效地减少皮下组织的萎缩 [3, 6-8]，但容易出现移植后的脂肪坏死和脂肪结节 [9]。直到 20 世纪 90 年代，科尔曼提出的结构性脂肪移植技术 [10-11] 才使脂肪移植的存活率变高，并发症变少。科尔曼技术是将离心后的脂肪用精细的注射针多层次、多隧道、均匀少量地注射到组织中。

另外，像羟基磷灰石钙（ Radiesse[12-13] ），透明质酸 [14] 或其他 [1, 15-16] 等皮肤充填剂容易被人体降解吸收，需多次反复注射。同时这类注射物中所含的一些成分可能导致不

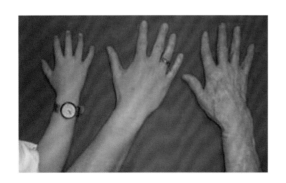

图 12.1 手的老化过程（从左到右）：分别是 5 岁女孩，40 岁女士和 90 岁女士的手。通过对比可以看出，随着年龄的增长手部出现了皮下脂肪的萎缩，静脉和肌腱的显露以及皱纹和老年斑的形成。另外一个问题是桡骨远端骨折后尺骨头显得比较突起

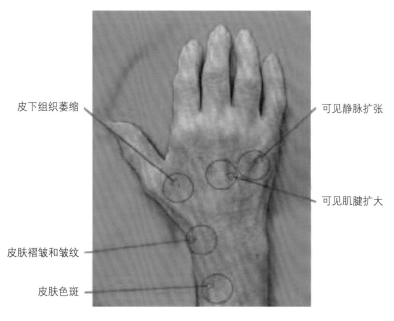

皮下组织萎缩

可见静脉扩张

可见肌腱扩大

皮肤褶皱和皱纹

皮肤色斑

图 12.2　手部衰老过程的变化

良的异物肉芽肿[17]。而自体脂肪组织移植却可能为受区组织提供脂肪来源的干细胞（ASC[18-19]）。脂肪移植应用于手部年轻化是一个值得研究和推崇的方法。

本章节将介绍手背部脂肪移植注射的操作技术。

12.2　操作技术

自体脂肪注射已经广泛应用在鼻唇沟、额部和泪沟等部位的填充治疗。当然也可以有效地应用于手背部的注射填充[9]：

在无菌条件下，吸脂针从脐部进入皮下脂肪层，抽吸出下腹部区域的脂肪（图 12.3a），为此目的，可以使用任何描述的吸脂方法。

将抽出的脂肪置于注射器中，用 3000 转 / 分钟的速度进行无菌离心 3 分钟（图 12.3b），将注射器下层残渣丢弃，注射器活

塞拔出后倒出离心后的脂肪，也可用简单的手动离心机（如 Hettich 153）短时间离心脂肪。

用专门的钝针注射脂肪，市面上有不同制造商提供的不同直径和长度的注射针。我们建议用科尔曼（例如拜伦公司）的注射针用于手背部注射。

• 一般手背部组织容量的缺失发生在掌骨间隙，通常每只手填充 20 ml 就够了。

手术前，将手背部组织容量缺失的部位标记好（图 12.3c）后，在手背部进行局部麻醉即可，一般用利多卡因局部浸润麻醉支配手背部的桡神经浅支和尺神经手背支。

在肌腱和掌骨间萎缩区域做注射填充隧道（图 12.3d），将之前从下腹部抽取处理好的脂肪用钝针注射填充于手背部（图 12.3e, f）。

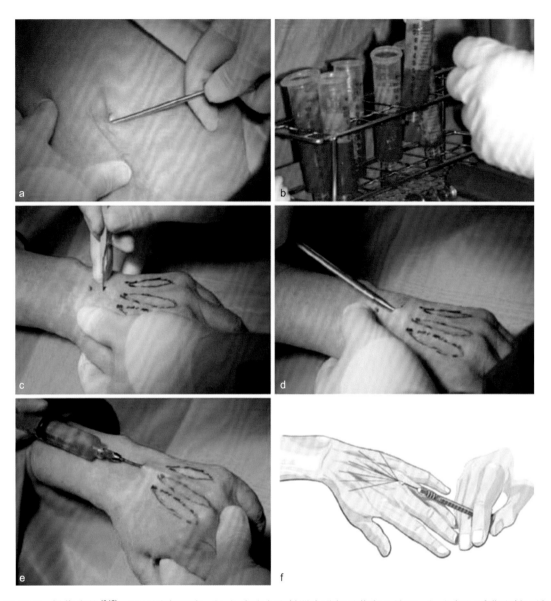

图 12.3 操作步骤 [2,17]：(a)下腹部吸脂。(b)脂肪在注射器中进行无菌离心处理。(c)标记手背注射区域并就近做切口。(d)用钝针打开注射通道。(e)沿着注射通道注射自体脂肪。(f)按图示进行多层注射［友情提供 [2]；特别感谢 Isar 河岸 Klinikum 的艺术家 Johannes Schmal 授权使用其作品的图片（f）］

- 脂肪注射填充操作时应一边退针一边填充，将移植的脂肪确保填充于注射针做好的隧道中。

为了使填充的脂肪组织与受区组织有尽可能大的接触面，注射时应多次少量推注，以提高脂肪移植的成活率。

注射填充原则
- 应尽可能减少脂肪组织的外部压力。
- 为了防止在注射填充时损伤到脆弱的神经和血管，只能使用钝针操作。

手背部脂肪移植后增加了皮下脂肪层的厚度，使静脉和肌腱不易显露，这样视觉上就有年轻化的效果[17]。另外，脂肪移植后使胶原蛋白的产生增多，从而增加真皮厚度也是现在的研究热点[20-22]。

移植填充完成后，用 5-0 不可吸收线（例如 Ethicon 公司的 5-0 Ethilon）缝合皮肤切口，无菌纱布包扎术区。

12.2.1 术后处理

手关节在术后 5 天内固定在腋下夹板上。但是手指并不固定。

• 双手可正常活动。

12.2.2 病例分析

这是一位 72 岁的女士来问诊，她想让她的双手手背看上去年轻一些。她的手部皮肤白皙几乎没有色斑，但使她不安的是手背部皮下组织萎缩，静脉和肌腱明显，以及越来越多的皮肤褶皱（图 12.4a）。

术前我们与患者进行了两次面诊，沟通自体脂肪组织移植的风险和并发症。

手术在局部麻醉下在上腹部抽吸了 40 ml 的脂肪组织，按照 Coleman 的方法处理脂肪（2008），在手背每个骨间隙中注射填充了 3~4 ml 的离心脂肪组织，一个手背共移植了 14 ml 的脂肪组织。

术后恢复过程未发生任何并发症，手术后第 7 天拆除了切口缝线。术后 6 个月复查时，可以看到双手背部的静脉和肌腱可见度较前明显降低，手术的填充效果很理想（图 12.4）。

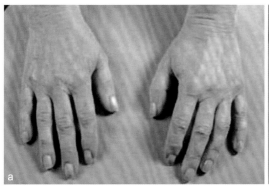
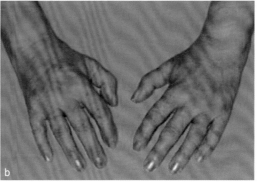

图 12.4 （a,b）案例分析：72 岁女性患者进行手背部自体脂肪移植。（a）术前主诉包括：皮下脂肪萎缩，静脉和肌腱明显以及皮肤松弛和皱纹。（b）术后 6 个月，皮下脂肪组织明显增厚，静脉和肌腱显露问题得到了很好的改善（友情提供 [2]）

12.3 体表 3D 成像

在这个案例中，患者的双手通过激光扫描仪做三维成像显示，扫描仪型号为美能达 Vivid 910（由日本大阪的柯尼达美能达公司制造）。和其他身体部位扫描一样，扫仪器会根据预设的标准程序将患者的双手在不同的时间点进行三维立体成像[19]。

• 术前
• 术后
  – 术后 I——术后第 1 天
  – 术后 II——术后第 1 个月
  – 术后 III——术后 6 个月

通过一个专业的软件对患者双手的 3D 数字模型进行评估（Raindrop Geomagic Studio 10 and Geomagic Qualify 9, of the company Raindrop Geomagic Inc., NC, USA）。根据以下几点对 3D 数字模型在每个时间点进行标准分析[23]：

– 表面形态的变化（图 12.5a-d）
– 组织容量的变化（图 12.5e）

虚拟 3D 手模型的表面轮廓变化通过 Geomagic Qualify 9 进行可视化分析，将术前 3D 手模型（参考模型）叠加在相应的术后 3D 手模型（测试模型）上，两个模型表面的偏差用颜色显示标记，即 3D 手模型比较（偏差在毫米）（图 12.5 a, c）。

可以借助 2D 模型进行术前术后的对比（mm），术后不同时期手背区域的轮廓变化，通过标准定位剖面图进行可视化和量化（图 12.5b, d）。随着时间的推移，从术后第 1 天（图 12.5a, b）到术后 6 个月（图 12.5c, d）观察到手背部轮廓变化明显。

另外，使用软件 Geomagic Studio 10 还可以量化术后的体积变化（图 12.5e）。术后第 1 天，双手的平均容积变化显示最高值（27.8 cm^3），为脂肪组织的注射量和术后的肿胀。随着术后的逐渐恢复，注射的体积逐渐减小，术后 1 个月（21.7 cm^3）至术后 6 个月（9.65 cm^3）的体积变化。在目前情况下，术后 6 个月移植的脂肪平均保留了 68.9%。

12.4 讨论

12.4.1 3D 表面扫描

手背部的老化是一个复杂的过程。但是可以通过一些治疗方法适当地减少和延缓手背部的老化，根据不同的情况可以用不同的方法一次性治疗，或分阶段治疗。

但任何情况下都需根据个体情况，进行术前的充分沟通，并告知整形美容治疗的风险和并发症。

手术需要由对手部结构熟悉和术后处理有经验的专业医生操作。据我们所知，最近有报道在手背部注射了自体脂肪后，术后手背感染了非典型分枝杆菌的案例[18]。

本章介绍的手术操作简单，有经验的手外科和整形外科医生均可安全操作。

• 注射脂肪组织时，应避免出现较大的脂肪组织团块（主要需均匀分布），否则易出现移植后的脂肪坏死。移植后的脂肪组织应避免受压。

本文所介绍的 3D 体表扫描，可提供可靠的体积计算和表面轮廓分析，即使对手部分析也同样适用。这种检测方法的费用尚未定，因为还涉及购买超声设备的费用，但和其他方法如磁共振断层扫描（MRT）相比就便宜得多[24]。

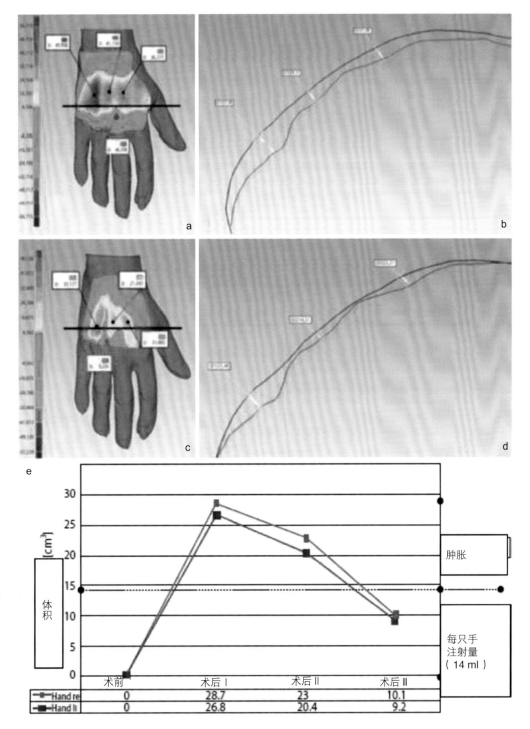

图 12.5 （a-e）右手表面变化的 3D 量化。（a）色码标注的术前状态。（b）术前术后 2D 差异对比（术后第 1 天），差异以 mm 为单位。（c）色码标注的术后 6 个月状态。（d）术前术后 2D 差异对比（术后 6 个月），差异以 mm 为单位。（e）随着时间进展双手体积变化包括肿胀情况（术前，术后第 1 天，术后 1 个月，术后 6 个月）（特别感谢 3D 人体扫描系统友情提供）

该方法的特点有：
– 方便
– 快速
– 无接触（软组织不变形）
– 非侵入性

与计算机断层扫描（CT）等放射性检查相比，无辐射[25-26]。

但与磁共振成像（MRI）相比不能检查移植后脂肪组织的成活情况。

> **重要性**
> 　　激光扫描可检测出自体脂肪组织移植后的体积变化，与传统的 2D 摄影相比，它能够在术后不同时间段客观反映手术的结果以保证手术的效果[23,26]。

3D 扫描成像的测量方法同样可以有效地应用在需要记录体积变化的面部和乳房整形手术中。

• 初步结果显示，在手背部的结构性脂肪移植过程中，约 69% 的注射量会永久保留。

这与自体脂肪隆乳后的吸收率大致相当。这也说明脂肪移植后的成活率也是 69%。这些移植后的脂肪柔软无包块。然而，与 MRI 相比，激光扫描不能判断组织的活力，而只能进行体积的测量。

12.4.2 手背部的自体脂肪移植

根据我们的经验，手背部的自体脂肪移植可以有效改善手背部皮肤萎缩和因萎缩造成的静脉和肌腱突出的问题，与其他方法（如通过腔内激光消融破坏手背的静脉[23]）相比，具有再生效果的脂肪移植技术似乎更

值得推荐使用。

另外，与常见的充填剂如透明质酸[12, 14, 15]相比，自体脂肪移植不仅能达到伤口愈合的目的，还有组织再生的效果。

在结构性脂肪移植过程中，可能与脂肪干细胞（ASC）[20, 25, 27-30]启动了细胞因子如 bFGF、IGF、VEGF 或 PDGF[22]等有关，从而加速了伤口的愈合。关于 ASC 确切的机制原理及其启动因素还在进一步研究中[10, 20, 22]。

12.5　小结

– 手外科医师的经验表明，自体脂肪组织移植可以有效减轻手背部皮下萎缩，达到手部年轻化的效果。
– 大量数据研究表明，自体脂肪组织移植的成活率约为 70%。
– 在手背部进行自体脂肪填充是再生医学的范畴。与目前运用的方法相比，它是应用自体组织进行再生的一种新疗法。

参考文献

1. Bains RD, Thorpe H, Southern S. Hand aging: patients' opinions. Plast Reconstr Surg. 2006;117(7):2212–8.
2. Giunta RE, Eder M, Machens HG, Müller DF, Kovacs L. Structural fat grafting for an rejuvenation of the dorsum of the hand. Handchir Mikrochir Plast Chir. 2010;42(2):143–7.
3. Abergel RP, David LM. Aging hands: a technique of hand rejuvenation by laser resurfacing and autologous fat transfer. J Dermatol Surg Oncol. 1989;15(7):725–8.
4. Sadick N, Schecter AK. Utilization of the 1320-nm Nd:YAG laser for the reduction of photoaging of the hands. Dermatol Surg. 2004;30(8):1140–4.
5. Goldman A, Prati C, Rossato F. Hand rejuvenation using intense pulsed light. J Cutan Med Surg. 2008;12(3):107–13.
6. Abrams HL, Lauber JS. Hand rejuvenation. The state of the art. Dermatol Clin. 1990;8(3):553–61.
7. Fournier PF. Who should do syringe liposculpturing? J Dermatol Surg Oncol. 1988;14(10):1055–6.

8. Lauber JS, Abrams HL, Coleman WP 3rd. Application of the tumescent technique to hand augmentation. J Dermatol Surg Oncol. 1990;16(4):369–73.

9. Coleman SR. Hand rejuvenation with structural fat grafting. Plast Reconstr Surg. 2002;110(7):1731–44; discussion 1737–1745.

10. Coleman SR. Structural fat grafting. Aesthet Surg J. 1998;18(5):386, 388.

11. Coleman SR. Structural fat grafts: the ideal filler? Clin Plast Surg. 2001;28(1):111–9.

12. Busso M, Applebaum D. Hand augmentation with Radiesse (Calcium hydroxylapatite). Dermatol Ther. 2007;20(6):385–7.

13. Edelson KL. Hand recontouring with calcium hydroxylapatite (Radiesse). J Cosmet Dermatol. 2009;8(1):44–51.

14. Man J, Rao J, Goldman M. A double-blind, comparative study of nonanimal-stabilized hyaluronic acid versus human collagen for tissue augmentation of the dorsal hands. Dermatol Surg. 2008;34(8):1026–31.

15. Redaelli A. Cosmetic use of polylactic acid for hand rejuvenation: report on 27 patients. J Cosmet Dermatol. 2006;5(3):233–8.

16. Sadick NS, Anderson D, Werschler WP. Addressing volume loss in hand rejuvenation: a report of clinical experience. J Cosmet Laser Ther. 2008;10(4):237–41.

17. Giunta RE, Eder M, Müller D, Kovacs L, Machens HG. Structural fat grafting for rejuvenation of the hand: how much volume do we get? In: Schantz JT, Hutmacher DW, editors. A manual of current therapies in regenerative medicine. Singapore: World Scientific Publishing Company; 2013.

18. Galea LA, Nicklin S. Mycobacterium abscessus infection complicating hand rejuvenation with structural fat grafting. J Plast Reconstr Aesthet Surg. 2009;62(2):e15–6.

19. Kovacs L, Yassouridis A, Zimmermann A, et al. Optimization of 3-dimensional imaging of the breast region with 3-dimensional laser scanners. Ann Plast Surg. 2006;56(3):229–36.

20. Coleman SR. Structural fat grafting: more than a permanent filler. Plast Reconstr Surg. 2006;118(3 Suppl):108S–20S.

21. Mojallal A, Lequeux C, Shipkov C, et al. Improvement of skin quality after fat grafting: clinical observation and an animal study. Plast Reconstr Surg. 2009;124(3):765–74.

22. Pallua N, Pulsfort AK, Suschek C, Wolter TP. Content of the growth factors bFGF, IGF-1, VEGF, and PDGF-BB in freshly harvested lipoaspirate after centrifugation and incubation. Plast Reconstr Surg. 2009;123(3):826–33.

23. Shamma AR, Guy RJ. Laser ablation of unwanted hand veins. Plast Reconstr Surg. 2007;120(7):2017–24.

24. Herold C, Ueberreiter K, Cromme F, Busche MN, Vogt PM. MRI volumetry of the mammary glands for the inspection of the fat resorption rate after autologous lipo transfer. Handchir Mikrochir Plast Chir. 2010;42:129–34.

25. Brayfield C, Marra K, Rubin JP. Adipose stem cells for soft tissue regeneration. Handchir Mikrochir Plast Chir. 2010;42(2):124–8.

26. Spanholtz TA, Leitsch S, Holzbach T, et al. [3-dimensional imaging systems: first experience in planning and documentation of plastic surgery procedures]. Handchir Mikrochir Plast Chir. 2012;44(4):234–9.

27. Gutowski KA, AFGT Fat Graft Task Force. Current applications and safety of autologous fat grafts: a report of the ASPS fat graft task force. Plast Reconstr Surg. 2009;124(1):272–80.

28. Klinger M, Marazzi M, Vigo D, Torre M. Fat injection for cases of severe burn outcomes: a new perspective of scar remodeling and reduction. Aesthet PlastSurg. 2008;32(3):465–9.

29. Rennekampff HO, Reimers K, Gabka CJ, et al. [Current perspective and limitations of autologous fat transplantation—consensus meeting of the German Society of Plastic, Reconstructive and Aesthetic Surgeons at Hannover; September 2009]. Handchir Mikrochir Plast Chir. 2010;42(2):137–42.

30. Rigotti G, Marchi A, Sbarbati A. Adipose-derived mesenchymal stem cells: past, present, and future. Aesthet PlastSurg. 2009;33(3):271–3.

13 躯干和四肢的轮廓畸形塑形

13.1 简介

自体脂肪细胞移植不仅适用于面部皮肤退行性改变的美容矫正，也可作为乳房手术的填充物。近几年来，自体脂肪组织也被用于修复躯干肢体的外表畸形[1]。脂肪组织移植技术的广泛应用具有很深远的意义。

- 一般来说，主要通过游离皮瓣或各种Z成形术来治疗组织缺失和严重的瘢痕挛缩。

如在指端、手、足或脚踝部位的蹼状瘢痕等。相对范围小的病损，则可以在局部麻醉下按照Coleman的方法或者纳米脂肪的方法快速地抽取所需的脂肪组织（不超过50 ml）[2]。如果在躯干、臀部或大腿上部等面积较大的部位，则可以使用BEAULI方法，在密闭的无菌手术室环境下操作，脂肪的移植量可达到300 ml。

外表轮廓的畸形很少遗传（M. Romberg，Sclerodomy, HIV），大多数是由创伤后或医源性造成的，在创面愈合期间因皮下脂肪组织的萎缩或真皮胶原的纤维化转化（I型和II型）造成的结果。

因体积缺失造成体表畸形的各种病因，对选择治疗方法和治疗时间的影响非常大。

最常见的原因是烧伤或撕脱伤、手术原因（肿瘤切除、外部固定治疗）、酸性或腐蚀性损伤以及注射治疗等。

术前进行详细的病史采集，若有需要进行MRI检查等有助于制定精确的手术计划。应对患者进行查体，了解病损严重程度，以便确定治疗的主要目的是治疗病情带来的疼痛还是矫正畸形，改善外观。

在初次就诊时，掌握病情并与患者确定主要的治疗目标非常重要。一方面，这可以客观、详细地了解患者的诉求；另一方面，可以简化、精确地制定手术计划。在此过程中，重要的是不仅要了解患者的期望值，还要清楚自体脂肪移植术的其他应用。

13.2 手术过程

肢体部位的软组织缺陷

在肢体部位的软组织缺陷的诊断和治疗过程中，需要考虑的一些因素：

- 病因
- 皮肤组织的粘连程度
- 所在的具体部位
- 伴随的疼痛情况

单纯的创伤性压迫导致的局部脂肪组织坏死，皮肤组织保留完整只需填补皮下组织的情况非常少。大多数情况下，需对瘢痕和组织缺陷进行联合治疗，以修复具有保护和润滑作用的皮下结构，恢复肢体轮廓的匀称性。

例如，在烧伤后愈合的手臂上，可以看到大片的网状植皮术修复后形成的瘢痕组织，甚至在肘关节处也能看到（图 13.1）。这可能会导致肌肉筋膜与皮肤瘢痕组织粘连明显，瘢痕组织的挛缩会导致局部的疼痛。

移植后的皮肤组织因形成富含胶原纤维的瘢痕组织，故缺乏弹力。皮下脂肪组织仅被部分保留或被完全破坏，术后与质地较差的瘢痕组织粘连易导致局部皮肤凹陷，因此可见明显的皮肤组织体积缺陷。

术前必须仔细、精确地检查并记录凹陷部位皮肤和软组织的粘连情况，是否有瘢痕组织，深层组织与瘢痕组织的粘连程度。可以从以下内容进行详细记录：

– 准确记录凹陷的深度、宽度和长度
– 病损部位皮肤的质地和滑动度
– 肤色
– 是否伴随疼痛
– 活动上的限制

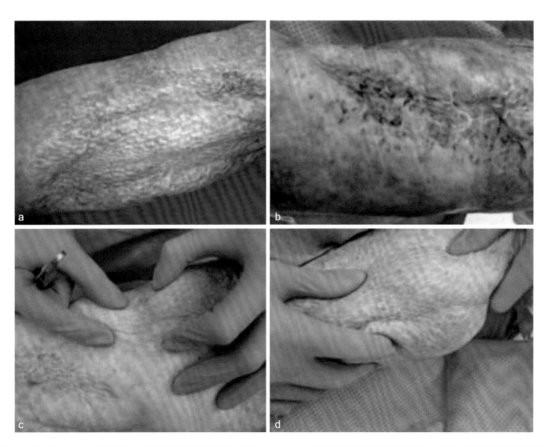

图 13.1　（a-d）大腿下段皮肤剥离损伤后的体积缺损。（a）术前皮肤粘连和瘢痕硬化。（b）组织松解及脂肪注射后。（c）皮下脂肪组织起润滑机制。（d）术后 3 个月

如果关节活动受限，则应详细地记录肢体的活动范围并拍照记录保存。

建议术前进行 MRI 检查，准确显示皮肤和软组织体积不足的状况。这样即使是外观不明显的皮肤缺陷也可以显示内部的瘢痕情况（图 13.2）。

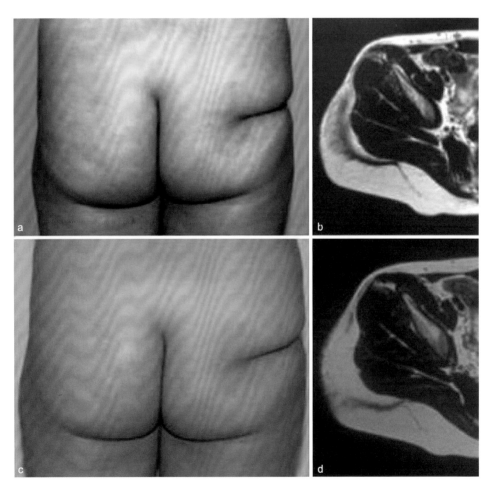

图 13.2（a-d）以无皮损的臀肌切除术，血肿消退后的瘢痕形成为例。通过 MRI 显示第一次脂肪移植术后瘢痕的消退情况

13.3 操作技术

- 治疗的主要目的是修复皮下脂肪组织层和软组织轮廓形态。

技术操作指南同样适用于自体脂肪组织移植矫正面部或乳房组织体积不足的情况，手术过程中根据填充区域将脂肪组织以放射状多层次的方式注射到受区（第4章）。

对于表皮和真皮完整的缺陷，自体脂肪组织作为生物相容性好、风险低的填充物，最适合矫正轮廓的不规则。自体脂肪在皮下注射的过程中应该无任何阻力，当注射填充至局部皮肤张力增大时应停止填充，避免因填充过度造成压力过大而导致移植的脂肪坏死。

但是，如果有明显的瘢痕组织，那么手术和术后护理会有所不一样。

开始必须通过松解瘢痕组织来为脂肪的移植填充创建更多的空间[3]。在分离过程中，瘢痕组织可能会出现许多点形的刺孔或中空的空间，填充时应将小的脂肪颗粒填充其中。

- 为了减少感染的风险或保证注射脂肪分布均匀，要尽可能减少对瘢痕组织严重的脆弱皮肤的损伤。

术后4天都有可能会出现局部皮肤充血。

一般情况下，有皮肤与皮下组织粘连的软组织体积缺陷（如图13.3）需要进行多次手术，再次手术时注射移植物的阻力也明显降低。

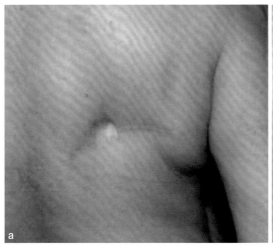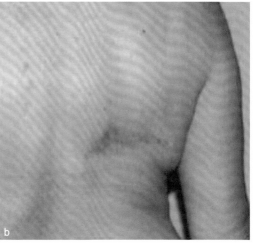

图13.3 背阔肌整形术后粘连和疼痛的瘢痕。（a）轮廓缺损修复。（b）两次手术后疼痛消失

13.4　术后处理及结果

13.4.1　术后敷料

根据受术者脂肪移植所在的部位和范围，应在术中为患者用无菌纱布（必要时用棉质绷带）结合固定进行加压包扎。固定包扎保留到术后第一天，身体部位应保暖。

脂肪抽吸部位根据所抽吸的脂肪量进行加压包扎。

13.4.2　并发症

脂肪抽吸部位最常见的术后并发症如下：

- 吸脂相关的血肿
- 运动和压迫引起的疼痛
- 切口感染
- 暂时的感觉障碍

在脂肪受区可能会出现以下并发症和不适症状：
- 肿胀感
- 感觉障碍
- 活动时疼痛
- 皮肤感染、伤口愈合不良
- 皮肤坏死

移植的脂肪可能会部分或完全坏死，比如在肿瘤切除后的放疗区域。

13.4.3　固定

肢体部位可以通过夹板支持固定，最长不超过 7 天。至少 4 周内不能承重活动。患者术后 6 周应保持穿着宽松衣服并严格禁止

大量运动。

术后 3 个月可再次进行后续所需的手术治疗。

13.5　小结

自体脂肪组织的移植不仅可以修复皮下缺失的组织体积，还可增加皮肤灵活性和弹性，能改善关节活动受限的情况（图 13.4）。另外，脂肪移植后的瘢痕组织部位的质地和肤色也有改善，并可明显缓解患者因压迫和活动引起的疼痛。

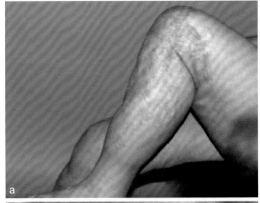

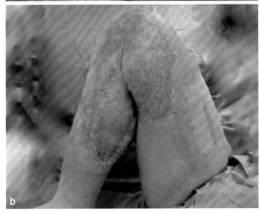

图 13.4 （a，b）膝关节腹侧挛缩合并皮肤分离，两次手术后皮肤灵活性增加，运动自如

参考文献

1.　Klinger M, Marazzi M, Vigo D, Torre M. Fat injection for cases of severe burn outcomes: a new perspective of scar remodeling and reduction. Aesthetic Plast Surg. 2008;32(3):465–9.

2.　Alharbi Z, Oplander C, Almakadi S, et al. Conventional vs. micro-fat harvesting: how fat harvesting technique affects tissue-engineering approaches using adipose tissue-derived stem/stromal cells. J Plast Reconstr Aesthet Surg. 2013;66(9):1271–8.

3.　Khouri RK, Smit JM, Cardoso E, et al. Percutaneous aponeurotomy and lipofilling: a regenerative alternative to flap reconstruction? Plast Reconstr Surg. 2013;132(5):1280–90

14 慢性创面的脂肪移植治疗

14.1 DEALT 方法

- DEALT 方法（debridement and autologous lipotransfer）是一种运用于下肢慢性溃疡性创面的清创和自体脂肪组织移植加速创面愈合的技术。

下肢的慢性难愈性创面问题，对整形外科和普外科都是一个巨大的挑战。目前，如糖尿病足或血管疾病导致的下肢慢性创面等疾病只能保守治疗。对那些长期外科清创、负压创面治疗（NPWT）和植皮等方法治疗无效的慢性创面，只能截肢处理。

脂肪移植对皮肤[1]、瘢痕组织[2]和烧伤瘢痕[3]的治疗效果，以及在慢性创面[4-5]和早期压疮[6]的愈合过程中起到的积极作用，只在个别案例中报道过。

14.1.1 内部研究结果

在本研究[7]中，我们介绍一种简单的技术来治疗糖尿病足和因灌注障碍引起的慢性难愈性下肢创面。所有病例术前均排除恶性肿瘤。

前瞻性队列研究包括 26 名年龄在 25~85 岁（平均 60 岁）之间的患者（其中 17 名男性和 9 名女性）。平均 BMI 为 26.9；

所有患者均患有糖尿病，其中半数为周围血管疾病。纳入标准为超过 2 个月治疗时间的 $2\,cm^2$ 以上的下肢溃疡创面。治疗无效指的是经过专业人员的保守治疗，并通过外科清创、血管干预和整形手术等治疗后，创面面积并未能减小。

主要的研究指标是创面完全闭合的时间，另一个测量标准是创面缩小 50% 的时间。

结果：在上述研究中，88% 的患者表现出良好的愈合效果。这些患者之前的平均治疗时间 17 个月（2~72 个月），但未能治愈。该技术仅用平均 2 个月的时间就可以让一个慢性创面完整地愈合；仅用 4 周时间，创面基底平均就能减少 50%。所有的慢性创面愈合后都进行了至少 3 个月的随访，观察到愈合的组织无并发症发生。

当创面面积大于 $10\,cm^2$ 时，可以通过 DEALT 方法处理来获得健康的肉芽创面基底，更好地为日后真皮移植创造条件。如果创面肉芽健康，可在 3~4 周后重复上述治疗。

- 目的是将慢性创面转化为急性创面。

即使骨骼暴露的创面也能完全愈合。

使用 DEALT 方法必须严格遵循下述的步骤 1~10。若患者不配合，这种方法就不能达到治愈效果。

这项治疗并未发现有并发症。

- 以下所述方法的平均操作时间约为 30 min。

图 14.1、图 14.2、图 14.3、图 14.4 和 图 14.5 给出了示例。

14.1.2 DEALT 方法的手术过程

术前应取创面拭子做药敏试验，以便能 在术前和术后准确地使用抗生素治疗。手术 过程需要在无菌条件下进行。

第一步：手术可在全身麻醉、脊髓麻醉或局 部麻醉下选择性进行。用肿胀溶液（每升

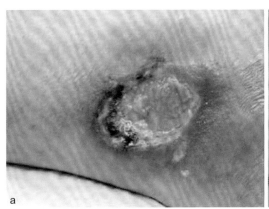
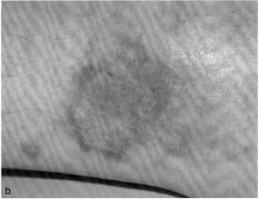

图 14.1 （a, b）（12 个月大）用 DEALT 方法结合分离厚的皮肤移植治疗后得到完全愈合（经过 Stasch 团队 的友好许可）

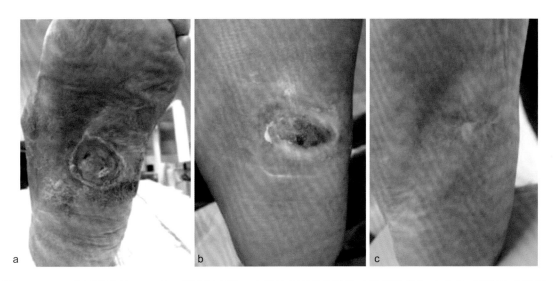

图 14.2 （a-c）糖尿病足，74 岁，慢性肾衰竭，右膝关节下截肢后伤口溃烂患者（a）在伤口清创和自体脂 肪移植后完全愈合（c）（经 Stasch 团队的友好许可）

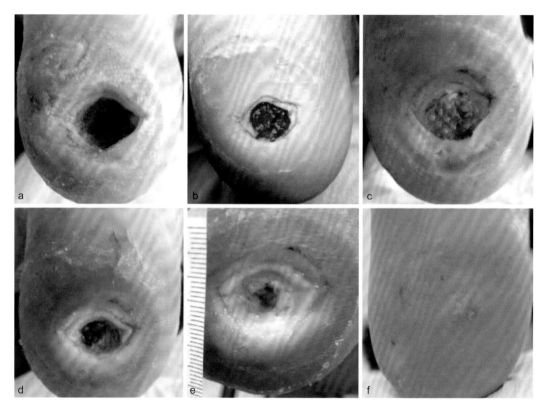

图 14.3 （a-f）46 岁患者的伤口（存在 1 年）：（a）清创后（b）脂肪移植后（c）6 天后（d）可见肉芽组织（e）术后 21 天可见肉芽组织，伤口完全愈合（f）（经 Stasch 团队的友好许可）

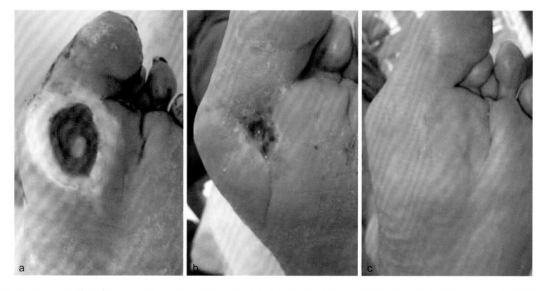

图 14.4 （a）糖尿病压疮，19 个月难治性溃疡。（b）进行 8 ml 脂肪移植后有好转（7 周）；（c）10 周后完全愈合（经 Stasch 团队的友好许可）

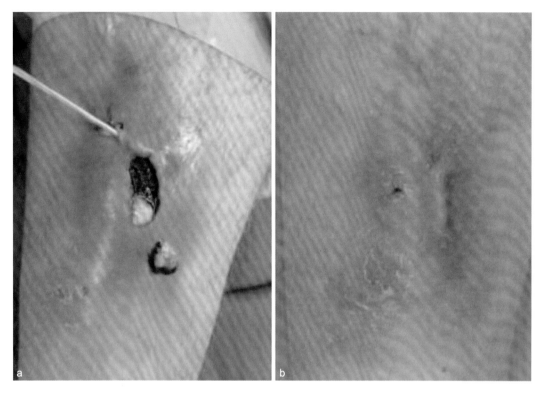

图 14.5　（a）胫骨前溃疡自体脂肪移植治疗（5 个月）;（b）术后组织愈合的情况（经 Stasch 团队的友好许可）

含 10 ml 2% 利多卡因 +1 mg 肾上腺素 ）注射到脂肪组织供区——一般选择大腿前侧或下腹部。

第二步：用锋利的刮刀刮去创面基底部，用手术刀切去伤口边缘，暴露在外的骨头用骨钳剪掉。如果有需要，可以取活检进行进一步组织学研究。

第三步：抽脂的首选区域是下腹部和大腿上侧。在抽脂术中，应遵循组织移植的一般安全指南（第 4 章）。

• 每平方厘米大约需要 2 ml 脂肪组织。

第四步：将抽取的未离心的脂肪装入 1 ml 或 2 ml 的注射器，用鲁尔锁接头转移。

第五步：用 16～18 G 的锐针注射到创面周围和创面基底部。进行脂肪注射时，应确保从健康组织向伤口的方向注射（图

14.6）。应避免注射时产生的压力引起皮肤发白的现象，因为这样可导致周围组织因缺血进一步坏死。创坑面可用剩下的脂肪填满覆盖，较小的伤口可直接用非黏性硅胶纱布覆盖。

第六步：在相同条件下，2 cm^2 以上的创面结合使用 Reverdin 移植术（见摘要）会明显加快愈合。任何有多余皮肤的部位都可作为移植皮肤的供体。供区部位可直接用可吸收缝线皮内缝合，将 Reverdin 移植物松散地放置在覆盖创面的脂肪组织上。

第七步：然后可以用凡士林纱布覆盖整个创面，有条件的可优选非黏合硅胶纱布覆盖包扎。为了避免破坏早期愈合的条件，包扎创面的敷料应在术后 4～5 天再更换（就像全厚皮移植一样）。对于下一层敷料优选的是手动打孔的透明黏性薄膜敷料，这样既可保持创面湿润又能让组织液渗出，

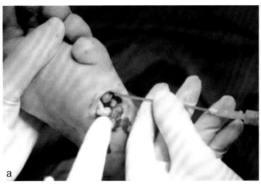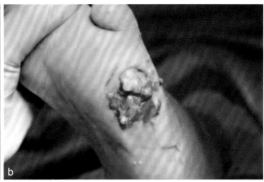

图14.6　（a，b）清创后在创面周围及创面基底部用16 G的针头进行脂肪移植注射（经Stasch团队的友好许可）

外部包扎可吸收渗出液的无菌压缩纱布，纱布可每天更换。

　　另外，还可以使用真空敷料（NPWT）。它特别适用于好动的患者。

第八步：根据药敏试验结果，围术期和术后抗生素的使用非常重要。

第九步：严格固定肢体至少5天。如果绷带清洁干燥可在术后5天打开；之后进行常规创面护理治疗和定期换药，直到创面完全闭合。

第十步：5天后下肢可开始非负重活动。2周内不得承重。穿矫形鞋以减轻足部创面部位的压力对治疗非常重要。

Reverdin 移植术

　　Reverdin 移植术是瑞士外科医生 Reverdin 在 1869 年首次提出的。Reverdin 移植物是大小为 2 ~ 4 mm 的植皮颗粒，颗粒中心都包含完整的表皮和真皮组织。在供体部位局部浸润麻醉后切取的皮肤用钩形针取出，再用手术刀切碎形成小的植皮岛即可。这样获得的移植物可以暂时保存在潮湿的纱布上，也可以直接转移到创面上。

14.2 讨论

　　根据本研究结果和临床观察，运用自体脂肪移植治疗慢性创面，是将慢性创面转化为愈合能力更强的急性创面。这种方法能够治疗之前尝试了各种治疗方法都无法愈合的患者，使其不用被截肢。然而这种治疗机制的转变直到今天才得到研究证实。

　　脂肪组织的再生能力已在一些基础实验和临床研究中得到证实[1, 9-10]。这种再生能力部分归因于脂肪组织中含有大量的干细胞（ADSC，adipose-derived stem cells），这些干细胞可分泌多种创伤修复因子，可直接促进创面的愈合[9]。其他研究表明，在糖尿病小鼠的动物实验研究中，局部使用脂肪因子、瘦素[11]和脂联素[12]对全层皮肤缺损的创面有较好的愈合作用。

　　自体脂肪移植后促进创面愈合的作用与促进皮肤纤维化的作用是相同的[1-2]。这一结论也可以用脂肪组织中所含的生长因子和已知的促进创面愈合的细胞因子的作用来证实[13-15]。除此之外，干细胞还分泌血管生长因子和其他生长因子（VEGF, pFGF）。

　　目前尚不清楚脂肪组织是作为整体还是干细胞本身对创面愈合的促进起主要作用。

但是像现在这样的研究提供了很好的治疗方法，没必要进行复杂的干细胞分离即可达到很好的治疗效果。另外，Cervelli 等[16] 的一项研究表明，在脂肪组织中加入富血小板血浆（PRP），效果虽好但并不优越于单纯的脂肪组织移植。

14.2.1 意义

综上所述，用自体脂肪组织治疗慢性创面是一种值得推广的新疗法。虽然其有效的机制尚未研究清楚，但 DEALT 方法是一种安全且经济有效的方法，它不仅能够降低发病率，还可以避免患者进行更多的手术治疗或截肢，因此它应该作为整形和重建手术的标准方法。

参考文献

1. Mojallal A, Lequeux C, Shipkov C, et al. Improvement of skin quality after fat grafting: clinical observation and an animal study. Plast Reconstr Surg. 2009;124(3):765–74.
2. Rigotti G, Marchi A, Galie M, et al. Clinical treatment of radiotherapy tissue damage by lipoaspirate transplant: a healing process mediated by adipose-derived adult stem cells. Plast Reconstr Surg. 2007;119(5):1409–22; discussion 1423–1404.
3. Klinger M, Caviggioli F, Forcellini D, Villani F. Scars: a review of emerging and currently available therapies. Plast Reconstr Surg. 2009;124(1):330.
4. Caviggioli F, Klinger FM, Vinci V, et al. Treatment of chronic posttraumatic leg injury using autologous fat graft. Case Rep Med. 2012;2012:648683.
5. Klinger M, Caviggioli F, Vinci V, et al. Treatment of chronic posttraumatic ulcers using autologous fat graft. Plast Reconstr Surg. 2010;126(3):154e–5e.
6. Marangi GF, Pallara T, Cagli B, et al. Treatment of early-stage pressure ulcers by using autologous adipose tissue grafts. Plast Surg Int. 2014;2014:817283.
7. Stasch T, Hoehne J, Huynh T, et al. Débridement and autologous lipotransfer for chronic ulceration of the diabetic foot and lower limb improves wound healing. Plast Reconstr Surg. 2015;136(6):1357–66.
8. Reverdin JL. Greffeépidermique. Expérience fait dans le service de M. le docteurGuyon, à l´hôpital Necker. Bull Imp Soc Chir. 1869;10:511–5.
9. Marino G, Moraci M, Armenia E, et al. Therapy with autologous adipose-derived regenerative cells for the care of chronic ulcer of lower limbs in patients with peripheral arterial disease. J Surg Res. 2013;185(1):36–44.
10. Shibata S, Tada Y, Asano Y, et al. Adiponectin regulates cutaneous wound healing by promoting keratinocyte proliferation and migration via the ERK signaling pathway. J Immunol. 2012;189(6): 3231–41. T. Stasch 135
11. Li PB, Jin H, Liu DX, et al. [Study on leptin enhancing collagen synthesis in wounded rats]. Zhongguo Ying Yong Sheng Li Xue Za Zhi. 2011;27(1):72–4.
12. Halaas JL, Gajiwala KS, Maffei M, et al. Weightreducing effects of the plasma protein encoded by the obese gene. Science. 1995;269(5223):543–6.
13. Eppley BL, Sidner RA, Platis JM, Sadove AM. Bioactivation of free-fat transfers: a potential new approach to improving graft survival. Plast Reconstr Surg. 1992;90(6):1022–30.
14. Frank S, Stallmeyer B, Kampfer H, et al. Leptin enhances wound re-epithelialization and constitutes a direct function of leptin in skin repair. J Clin Invest. 2000;106(4):501–9.
15. Pallua N, Pulsfort AK, Suschek C, Wolter TP. Content of the growth factors bFGF, IGF-1, VEGF, and PDGF-BB in freshly harvested lipoaspirate after centrifugation and incubation. Plast Reconstr Surg. 2009;123(3):826–33.
16. Cervelli V, Gentile P, Scioli MG, et al. Application of platelet-rich plasma in plastic surgery: clinical and in vitro evaluation. Tissue Eng Part C Methods. 2009;15(4):625–34.

15 瘢痕的脂肪移植治疗

15.1 简介

瘢痕可以通过高度、弹性、纹理、血管分布和色素沉着等参数来描述，瘢痕的治疗可分为保守的和有创的方法。手术方法包括在瘢痕组织内注射自体脂肪颗粒，通常注射的脂肪组织呈串珠样分布，每个注射点的量尽可能小；该治疗可联合真皮下粘连松解、切开，筋膜切开术等一起使用。

Ⅲ期临床实验研究表明，通过自体脂肪移植可以改善瘢痕的质地和弹性；在色素沉着、瘙痒程度和伴随瘙痒等方面的结果各不相同，但瘢痕的血管分布没有改变。实验研究也同样得到相同的结果。目前，关于针对脂肪细胞或脂肪来源的干细胞（ASC）移植的应用尚无临床研究结果。

皮肤的完整性和功能性极其重要。皮肤的异常分布不仅会导致功能障碍，也可引起皮肤自身的改变。皮肤的损伤，尤其是网状真皮的损伤，会启动修复过程，最终形成可见的瘢痕。瘢痕是伤口愈合过程中皮肤的正常结构和功能进行了宏观、微观和生化修饰的结果。这些变化可以实际测量，如对瘢痕的体积、弹性、形态、血管分布和色素沉着等参数进行评判（表 15.1）[1-2]。

实验表明，与正常皮肤相比，瘢痕组织的细胞和蛋白表达有很多不同。另外，医生和患者也可以对瘢痕组织进行客观描述。因此可以使用不同的瘢痕评分，如 POSAS[3] 或其他类似的评分。

虽然瘢痕的形成最初归因于真皮的排他性特征，但最近发表的论文表明，皮下组织 [4-5] 和间充质干细胞 [6] 之间存在其他的相互作用。这些报道提示，含有脂肪细胞和脂肪源性干细胞的自体脂肪移植可能对瘢痕有治疗作用。

15.2 瘢痕治疗的自体脂肪移植技术

自体脂肪移植治疗瘢痕通常分两步进行：

– 第一步，剥离真皮下瘢痕组织（如筋膜切开术、分离术 [7]）。
– 第二步，将移植的脂肪注射于剥离好的真皮下。

第一步：使用 14 G 的大钝针剥离真皮下瘢痕组织，钝针既可以建立脂肪移植所需的隧道（图 15.1），又可作为 Toledo V 形解剖器剥离瘢痕组织（图 15.2）；可以通过多个小切口，多处剥离瘢痕组织。另外，动物实验表明，真皮层的机械刺激对瘢痕治疗并无促进作用。

表 15.1 皮肤情况可以通过无创的客观设备和量表以及主观专家意见测评；VSS、温哥华瘢痕量表，POSAS、患者和观察者瘢痕评估表，斜体字为商品名称

特性	设备	量表
颜色	Tristimulus colour system	VSS subparameter
	Minolta Chroma Meter	POSAS subparameter
	LabScan XE	Beausang Score
	Mircocolor	
	Narrow-band spectrophotometric colour analysis	
	Mexameter	
	DermaSpectrometer	
血管	Laser Doppler Imaging (LDI)	VSS subparameter
	O2C LDI	
	Moor LDI	
	Perimed LDI	
	Tristimulus colour systems	
	Minolta Chroma Meter	
	LabScan XE	
	Mircocolor	
	Narrow-band spectrophotometric colour analysis	
	Mexameter	
	DermaSpectrometer	
厚度	Ultrasonography	VSS subparameter
	DermaScan C	
	Tissue Ultrasound Palpation System	
	Calliper	
体积	Drain	
缓解 / 质地	Phase-shift measurement	VSS subparameter
	PRIMOS	Beausang Score
	Profilometry	Hamilton Score
	Visioline	Smith Score
	D Imaging	
	Vivid900 3D Digitizer	
弹性	Tonometry	VSS subparameter
	Pneumatometer	POSAS subparameter
	Durometer	
	Tonometer	
	Underpressure measurement	
	Cutometer	
	Torsion measurement	
	Dermal Torque Meter	
	Dermaflex	
	DermaLab	
面积	Planimetry	
	Photography	
胶原	Light interference	
	SIA scape	
	Confocal Laser Scanning Microscopy	
	VivaScope	
	Impedance measurement	
	Reviscometer	
功能	Goniometry	SODA
		DASH

第二步：剥离好后即可在真皮下层进行脂肪注射。用 1.2 mm（Coleman）或 0.8 mm（Magalon）针头连接 1 ml 注射器进行注射（图 15.3）。脂肪可以用不同的技术抽取和处理，按 Coleman 的技术比较适合瘢痕内注射。在注射过程中，和普通脂肪移植一样，瘢痕内脂肪注射需要多个移植隧道和数个小切口通道，注射是边退针边注射，尽可能少量多点注射。术后用 Mepilex 保护绷带包扎。图 15.4 为临床病例。

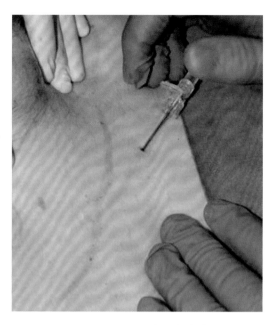

图 15.1　用 14 G 针松解瘢痕

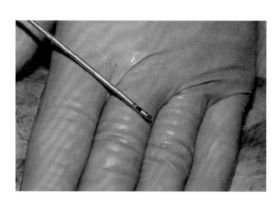

图 15.2　Toledo 松解仪

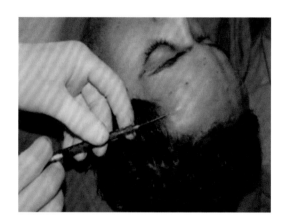

图 15.3　用 Magalon 针在前额部位进行浸润

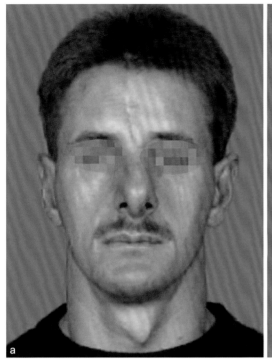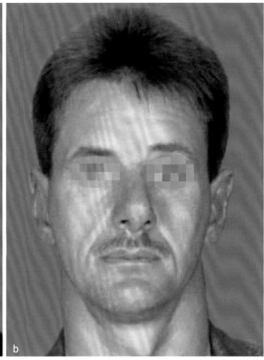

图 15.4　前额肥厚瘢痕。术前（a）和瘢痕切除和脂肪移植术后（b）

15.3　临床研究

使用自体脂肪组织移植来改善瘢痕的队列研究比较少。

关于术后瘢痕治疗的最早描述之一是 1999 年 de Benito[8] 的研究，这个研究共有 30 例患者，均为术后瘢痕患者，27 例患者的治疗效果满意，但没有进一步的随访。

Covarrubias 等 [9] 对正常皮肤注射脂肪后的变化进行了组织学研究。他们观察到皮肤真皮的厚度增加而表皮的厚度保持不变；此外，还观察到皮肤血管的增加。

类似的结果也在 Klinger 等 [10] 的组织学研究中得到了证实。作者报道，自体脂肪移植的皮肤瘢痕恢复到几乎正常的皮肤结构和可见毛囊结构仅需 3 个月的时间。在最新出版物中也肯定了瘢痕内注射脂肪组织的治疗效果。

瘢痕内脂肪注射的自身对照试验研究表明 [11]，患者自己和医师评估瘢痕的色素沉着、质地、弹性均有明显改善，而瘢痕厚度及血管分布无明显变化。

Sardesai 和 Moore[12] 发表的试验对比结果显示瘢痕厚度、纹理和弹性得到明显的改善，瘢痕的血管分布、色素沉着、瘙痒无明显差异。使用相关专业仪器测量，研究结果表明仅在弹性测量上有显著改善，而黑色素指数无明显变化。

15.4　实验原理

15.4.1　表皮与脂肪

关于脂肪对表皮再生的影响，目前仅有

少量论文发表。本文研究了角质形成细胞与前脂肪细胞和脂肪基质细胞的共培养。由此可见，角质形成细胞和脂肪细胞是可以一起培养的。

Sugihara[13]和Campbell等[14]的研究表明，脂肪细胞能够促进角质形成细胞的有丝分裂，他们均发现角质形成细胞的增殖能力增强。与经典的成纤维细胞增殖能力相比，这种有丝分裂效应表现出相同或更强的能力。

Aoki等[15]在皮肤培养模型中研究了脂肪细胞、骨髓间充质干细胞和成纤维细胞对角质形成细胞的体外作用。虽然如成纤维细胞、前脂肪细胞和骨髓间充质干细胞（MSC）等间充质来源的细胞对角质形成细胞的增殖作用相似，但在形态上存在差异，如只有在含有MSC的皮肤结构中才会形成网状结构。

15.4.2 色素沉着与脂肪

我们临床上经常在上皮化的创面、皮肤移植的部位和瘢痕部位观察到色素沉着过度或色素减退的现象，但对其病因、预防和治疗的研究却比较少[16]。Dressler等[17]报道指出，色素减退的瘢痕中黑色素细胞数量占比很高，并且只有随着时间的推移才能达到正常比例。也有相关报告指出，色素减退的瘢痕组织中的黑色素细胞数量和黑色素含量和正常皮肤相比无明显变化，但无法解释瘢痕皮肤为什么会出现较亮的肤色[18]。

• 甚至不同的Fitzpatrick人群，皮肤中黑色素细胞的含量也几乎相同。

这项研究清楚地表明，不仅是黑色素细胞的数量、黑色素的活性以及黑素体的运输和转移在最终观察到的色素沉着中都起着重要的作用。

黑色素细胞通过相应受体的激活作用可

能会受旁分泌的影响，不仅由于皮下脂肪与黑色素细胞（前体细胞）在毛囊之间的空间接近性，皮内脂肪细胞也可能对色素沉着产生旁分泌作用。激素（MSHα），生长因子（bFGF，SCF，HGF，GM-CSF）和其他蛋白质（"agouti"）可能导致黑色素细胞增殖、形态变化和产生黑色素[19-20]。

皮肤的炎症反应可通过炎性细胞因子如IL-1、IL-6、TNF-α、前列腺素和白三烯发生色素沉着，但并不是所有炎性细胞因子都能导致色素沉着[21]。现已证明IL-1、IL-6和TNF-α可通过抑制黑色素细胞的增殖和黑色素的合成来抑制色素沉着。

• 上述许多因子是通过脂肪细胞和脂肪来源的干细胞（ASC）分泌的[22-23]，所以通过脂肪移植后的脂肪细胞和干细胞对色素沉着的治疗是有明显效果的。

15.4.3 真皮与脂肪

真皮并不是均匀一致的结构。真皮按基质和细胞可分为两部分，即乳头状结构和网状结构。从组织学发育来看，皮下脂肪组织归属于网状结构[24]。真皮的网状结构的损伤，尤其是带有脂肪颗粒的开放损伤，会导致明显的瘢痕形成[4-5]。另外，乳头状结构与网状结构的成纤维细胞各有明显的特征[25-27]。

研究表明，来自皮下脂肪组织的间充质干细胞（ASC）可通过增加胶原沉积[6]和通过皮内脂肪细胞向肌成纤维细胞分化[28]来促进瘢痕的形成。其他的实验证明骨髓间充质干细胞对瘢痕有抗纤维化的作用[29]；脂肪细胞对成纤维细胞功能影响的实验表明脂肪细胞不仅能抑制成纤维细胞的增殖[30]，还能抑制其Ⅰ型胶原的合成；这些影响是因为脂肪细胞分泌了脂肪酸、棕榈酸和油酸。

脂联素是从脂肪细胞中提取的一种脂肪

因子，研究表明其对瘢痕的形成起到良好的抑制作用。脂联素可抑制成纤维细胞中Ⅰ型胶原的表达并降低 TGF-β1 的作用[31]。脂联素具有组织抗纤维化的作用，例如通过减少肝窦周围细胞（Ito 细胞）的增殖和活性来减少肝硬化或心肌纤维化。在系统性硬皮病中，脂联素水平与疾病严重程度呈负相关[32]。

当然，也有研究表明脂联素不具备这些抗纤维化的作用[33-34]。我们的实验证实脂联素在脂肪悬浮液的细胞部分的浓度是 1 μg/g，在脂肪悬浮液的上清液中的浓度是 1.5 μg/ml，这些数据我们之前未公开过。

参考文献

1. Bruesselaers N, Pirayesh A, Hoeksema H, et al. Burn scar assessment: a systematic review of objective scar assessment tools. Burns. 2010;36:1157–64.

2. Verhaegen PDHM, Van der Wal MBA, Middlekoop E, et al. Objective scar assessment tolls: a clinical appraisal. Plast Reconstr Surg. 2011;127:1561–70.

3. van der Wal MB, Tuinebreijer WE, Lundgren-Nilsson A, Middelkoop E, van Zuijlen PP. Differential item functioning in the observer scale of the POSAS for different scar types. Qual Life R. 2014;23:2037–45.

4. Li ZY, Su HT, Lu SL, et al. Clinical study on the relationship among the dermis, fat dome and postburn hyperplastic scar formation. Zhonghua Shao Shang Za Zhi. 2004;20:242–6.

5. Matsumura H, Engrav LH, et al. Cones of skin occur where hypertrophic scar occurs. Wound Repair Regen. 2001;9:269–77.

6. van den Bogaerdt AJ, van der Veen VC, van Zuijlen PP, Reijnen L, et al. Collagen cross-linking by adipose-derived mesenchymal stromal cells and scarderived mesenchymal cells: are mesenchymal stromal cells involved in scar formation? Wound Repair Regen. 2009;17:548–58.

7. Orentreich DS, Orentreich N. Subcutaneous incisionless (subcision) surgery for the correction of depressed scars and wrinkles. Dermatol Surg. 1995;21:543–9.

8. De Benito J, Fernandez I, Nanda V. Treatment of depressed scars with a dissecting cannula and an autologous fat graft. Aesth Plast Surg. 1999;23:367–70.

9. Covarrubias P, Cardenas–Camarena L, Guerrerosantos J, et al. Evaluation of histological changes in the fatgrafted fascial skin: clinical trial. Aesth Plast Surg. 2013;37:778–83.

10. Klinger M, Marazzani M, Vigo D, Torre M. Fat injection for cases of severe burn outcomes: a new perspective of scar remodeling and reduction. Aesth Plast Surg.

11. Pallua N, Baroncici A, Alharbi Z, Stromps JP. Improvement of fascial scar appearance and microcirculation by autologous lipofilling. J Plast Reconstr Aesth Surg. 2014;67:1033–7.

12. Sardesai MG, Moore CC. Quantitative and qualitative dermal change with microfat grafting of facial scars. Otolaryngol Head Neck Surg. 2007;137:868–72.

13. Sugihara H, Toda S, Yonemitsu N, et al. Effects of fat cells on keratinocytes and fibroblasts in a reconstructed rat skin model using collagen gel matrix culture. Br J Dermatol. 2001;144:244–53.

14. Campbell CA, Cairns BA, Meyer AA, et al. Adipocytes constitutively release factors that accelerates keratinocyte proliferation in vitro. Ann Plast Surg. 2010;64:327–32.

15. Aoki S, Toda S, Ando T, et al. Bone marrow stromal cells, preadipocytes and dermal fibroblasts promote epidermal regeneration in their distinct fashions. Mol Biol Cell. 2004;15:4647–57.

16. Chadwick S, Heath R, Shah M. Abnormal pigmentation within cutaneous scars: a complication of wound healing. India J PlastSurg. 2012;45:403–11.

17. Dressler J, Busuttil A, Koch R, et al. Sequence of melanocyte migration into human scar tissue. Int J Leg Med. 2001;115:61–3.

18. Campbell SS, Rees JL. Why are scars pale? An immunohistochemical study indicating preservation of melanocyte number and function in surgical scars. Acta Derm Venereol. 2001;81:326–8. H.-O. Rennekampff and N. Pallua 143

19. De Luca M, Bondanza S, Di Marco E, et al. Keratinocyte-melanocyte interactions in in vitro reconstituted normal human epidermis. In: Leigh IM, Lane EB, Watt FM, editors. The keratinocyte handbook. Cambridge: Cambridge University Press; 1994. p. 95–108.

20. Mynatt RL, Stephens JM. Agouti regulates adipocyte transcription factors. Am J Physiol Cell Physiol. 2001;280:C954–61.

21. Yamaguchi Y, Hearing VJ. Physiological factors that regulate skin pigmentation. Biofactors. 2009;35:193–9.

22. Haque WA, Garg A. Adipocyte biology and adipocytokines. Clin Lab Med. 2004;24:217–34.

23. Toyserkani NM, Christensen ML, Sheikh SP, Sorensen JA. Adipose-derived stem cells: new treatment for wound healing. Ann Plast Surg. 2015;75(1):117–23.

24. Driskell RR, Lichtenberger BM, Hoste E, et al. Distinct fibroblast lineages determine dermal architecture in skin development and repair. Nature. 2013;504:277–81.

25. Asselineau D, Pageon H, Mine S. Fibroblast subpopulations: a developmental approach of skin physiology and ageing. J Soc Biol. 2008;202:7–14.

26. Honardoust D, Ding J, Varkey M, et al. Deep dermal fibroblasts refractory to migration and decorininduced apoptosis contribute to hypertrophic scarring. J Burn Care Res. 2012;33(5):668–77.

27. Sorrell JM, Baber MA, Caplan AI. Site-matched papillary and reticular human dermal fibroblasts differ in their release of specific growth factors/cytokines and their interaction with keratinocytes. J Cell Physiol. 2004;200:134–45.

28. Marangoni RG, Korman B, Wei J, et al. Myofibroblasts

in murine cutaneous fibrosis originate from adiponectin-positive intradermal progenitors. Arthritis Rheumatol. 2014;67(4):1062–73. https://doi. org/10.1002/art.38990.

29. Caplan AI, Dennis JE. Mesenchymal stem cells as trophic mediators. J Cell Biochem. 2006;98:1076–84.

30. Ezure T, Amano S. Negative regulation of dermal fibroblasts by enlarges adipocytes through release of free fatty acids. J Invest Dermatol. 2011;131: 2004–9.

31. Fang F, Liu L, Tamaki Z, Wei J, Maragoni RG, Bhattacharyya S, Summer RS, Ye B, Varga J. The adipokin adiponektin has potent anti-fibric effects mediated via adenosine monophosphate-activated protein kinase: novel target for fibrosis therapy. Arthritis Research Therapy. 2012;14:R229.

32. Haley S, Shah D, Romero F, Summer R. Scleroderma related lung disease: is there a pathogenic role for adipokines? Curr Rheumatol Rep. 2013;15(12):381. https://doi.org/10.1007/s11926-013-0381-8.

33. Ezure T, Amano S. Adiponectin and leptin up-regulate extracellular matrix production by dermal fibroblasts. Biofactors. 2007;31:229–36.

34. Nakasone H, Terasakosaito K, Yamazaki R, Sato M, et al. Impact of high-/middle-molecular-weight adiponectin on the synthesis and regulation of extracellular matrix in dermal fibroblasts. Exp Hematol. 2014;42:261–73.

烧伤瘢痕的脂肪移植治疗 16

16.1 简介

大多数烧伤程度较重的创面可以通过网状植皮治疗，需要清创和多次的创面负压治疗后，创面才能治愈。

烧伤后的创面可能暴露皮下脂肪组织、肌肉筋膜或肌腱部分以及血管或神经结构。在过去的几年里，临时使用异种和非细胞生物材料（大部分是以胶原为基础的材料[1,3]），进行多层内层和上层皮肤的重建，特别是在深度烧伤的重建中，取得了很好的效果。

对于分期治疗的创面，即使愈合良好，也可以清楚的看到植皮后凹凸不平的网状皮片结构，患者往往对这种外观比较在乎；而术后的压力治疗，对这种情况改善有限。愈合后的创面，受周围组织皮下脂肪量的影响，表现为凹陷的轮廓瘢痕（体积缺陷，第13章）。在理想的情况下，创面瘢痕轮廓与周围组织在同一层面上，不会凹凸不平。

然而，由于瘢痕组织的增生易使烧伤瘢痕或轮廓瘢痕的皮肤区域变得明显。例如，与瘢痕组织粘连的皮肤表面会在运动时感觉疼痛或异常；如果瘢痕组织发生病理改变，可能会形成瘢痕疙瘩或引起关节挛缩。在过去的几年中，自体脂肪组织移植已被用于治疗这些症状，并在临床试验的个别病例中取得了良好的效果（瘢痕治疗第15章）。

16.2 操作技术

16.2.1 患者准备

在术前准备过程中，必须跟患者进行详细的沟通，并对疼痛和预期效果的差异进行分析。制定治疗方案时，也应该考虑其它手术的运用，如Z成形术、瘢痕切除和局部皮瓣手术等联合治疗；另外，对于形成的增生性瘢痕，应该将激光或皮肤微针相关治疗作为辅助措施纳入治疗计划。

皮片移植后的增生性瘢痕可形成典型模式的扩展汇合（图16.1）。针对这种情况，我们建议在症状期早期就开始在瘢痕及周围组织注射激素阻断瘢痕的增生。激素具有抗炎作用，可使瘢痕愈合更快，减轻瘢痕的疼痛、瘙痒等不适症状。

- 根据以往经验，应该在皮片移植愈合后6个月进行自体脂肪移植。在这期间，我们建议用多种保守治疗方法（如用硅胶贴片压迫、按摩、物理治疗和职业疗法）防止瘢痕增生。

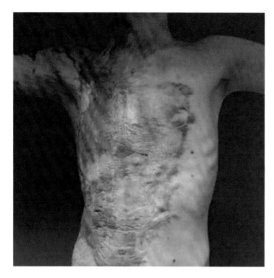

图 16.1 严重烧伤患者游离植皮后瘢痕增生，典型的网络模式（部分突出显示）

16.2.2 技术

烧伤后的皮片移植至少分两个步骤，因为烧伤后皮片移植区域的皮肤结构的组织学转变是分阶段的（图 16.2）。

从最多三个插入点开始，通过三个不同大小（16-22 G）的针头在皮下分阶段、分层次、多平面地完成插入，创建一个多层次多隧道的脂肪移植受区。

- 注意：对瘢痕组织的过度剥离松解可导致出血，从而使创面愈合速度减慢或引起表皮坏死。

在我们进行的一项研究中，我们提出了"内支架"的概念——由细纤维束构成的 3D 真皮下 3D 支架网。这项微创措施可减小受区压力并使表面积增加，从而提高脂肪成活率。移植的脂肪细胞颗粒可以被包裹并嵌入到这个纤维网中（图 16.3a）。

我们通过临床研究发现采用水动力辅助方法（LipoCollector[4]）抽吸的脂肪最适合用来移植注射。

注射针头选用内孔径为 1.4 mm 的单孔钝针（例如 Human Med 公司的 BEAULI 针头或 PonsaMed 公司的注射针头）进行脂肪填充注射。在注射过程中，用 3 或 10 cm³ 的鲁尔锁连接注射针，进行多层面边退针边注射操作（图 16.3c）。

注射完成后，注射切口可以用粘贴或细缝合线进行缝合。

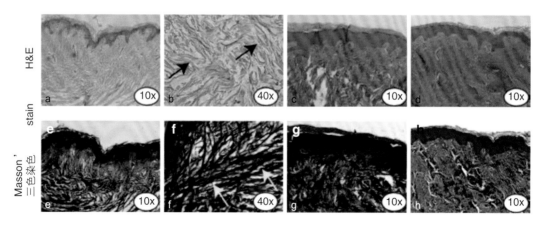

图 16.2 H&E 活检分离暴露皮肤瘢痕（a~d）和 Masson 三色染色（e~h）；从左到右：术前，第一和第二次术后，皮肤质地改善，特别是在棘层、颗粒层和真皮细胞外基质

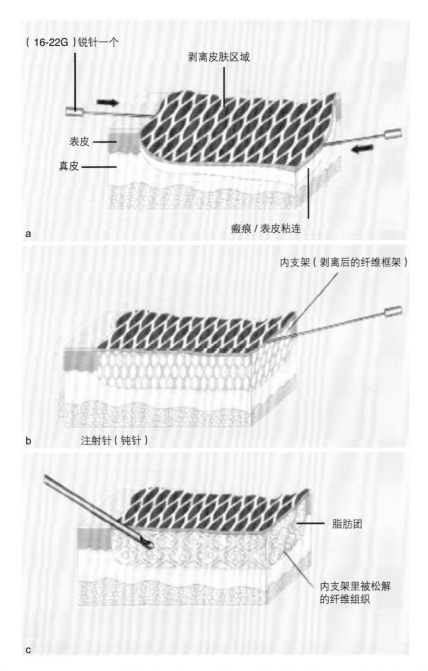

（16-22G）锐针一个

剥离皮肤区域

表皮

真皮

瘢痕／表皮粘连

a

内支架（剥离后的纤维框架）

b

注射针（钝针）

脂肪团

内支架里被松解
的纤维组织

c

图 16.3 "内支架"概念：（a）用锐针在多平面、进行盒型微创瘢痕治疗。（b）形成 3D 纤维网框架。
（c）将脂肪细胞小心移植到网架内（根据 D.L. Hoppe 的模板创建）

16.2.3 术后治疗

术后移植部位可用石膏夹板完全固定5天，不做任何运动；用绷带包扎的移植部位至少2周内不得施加压力，术后4周方可穿戴塑身衣或按摩等对受区产生压力的行为。另外，根据移植量的多少，术后吸脂部位应进行3~6周的包扎压迫。

我们建议术后1周、4周及3个月后进行复查，以记录恢复过程中移植的效果，并与患者进一步规划其他手术。迄今为止，在我们的患者组中，平均治疗2~5次。

其他辅助治疗，如使用瘢痕贴或涂抹硅凝胶，应在术后6周进行。这种治疗方法也同样适用于因肌肉压力紧张而受影响的身体区域。

参考文献

1. Atherton DD, Tang R, Jones I, Jawad M. Early excision and application of matriderm with simultaneous autologous skin grafting in facial burns. Plast Reconstr Surg. 2010;125(2):60e–1e.
2. Aust MC, Knobloch K, Reimers K, et al. Percutaneous collagen induction therapy: an alternative treatment for burn scars. Burns. 2010;36(6):836–43.
3. Boyce A, Atherton DD, Tang R, Jawad M. The use of Matriderm in the management of an exposed Achilles tendon secondary to a burns injury. J Plast Reconstr Aesthet Surg. 2010;63(2):e206–7.
4. Meyer J, Salamon A, Herzmann N, et al. Isolation and differentiation potential of human mesenchymal stem cells from adipose tissue harvested by water jet-assisted liposuction. Aesthet Surg J. 2015;35(8):1030–9.

骨关节炎的脂肪移植治疗 17

作为一种能暂时减轻疼痛的治疗方式，关节腔内注射透明质酸已经被用于治疗拇指腕掌关节骨关节炎[1]。单纯从力学角度看，移植的自体脂肪在关节腔内具有相对润滑的作用。脂肪组织中已证实富含 SVF 细胞，同时实验表明干细胞可分化为包括骨在内的大多数不同组织[2-3]。

除此之外，多项研究不仅证实了脂肪来源的干细胞具有抗炎和保护软骨作用[4]，还可促进软骨再生[5]；可见脂肪来源的干细胞可分化成软骨细胞[5]。因此从理论上讲，脂肪来源的干细胞注射到磨损的关节腔内是有治疗效果的。

据来自捷克的 Michalek 和其研究小组的一项未发表数据显示，为超过 1000 名患者，成功使用脂肪来源的干细胞进行了治疗。

在德国，使用经过处理的脂肪组织或脂肪干细胞悬浮液都受到相当严格的限制，细胞治疗制剂的生产和使用需通过 ATMP（高级治疗药物产品）严格控制。

- 脂肪组织来源的干细胞被归类为"新型治疗药物"。根据 ATMP 第 13 条的规定，在德国生产此类药品需要获得生产许可证。

即使是传统的脂肪移植也含有脂肪干细胞[6]。

- 直接使用从脂肪层抽吸的脂肪组织，不经任何实质性加工，被认为是传统的组织制剂，其使用不需要任何许可[7]。但即使是这样，最近在德国也在讨论，正常的脂肪移植后也具有分化成关节软骨的功能，这是否也应被归类为 ATMP。

与透明质酸类似，由于移植的脂肪组织具有润滑的作用，因此在现有法律的框架内，与脂肪干细胞相比，脂肪移植的使用似乎具有更大的意义。因为它可以在磨损的关节腔内起到增加润滑剂的作用。

17.1 拇指腕掌关节骨关节炎

拇指腕掌关节炎是一种常见的疾病，约有 25% 的绝经后妇女患此病。目前指骨切除术是外科的常规治疗方法，但我们还是先在腕掌关节内进行注射治疗。这是因为即便是在治疗失败或因注射治疗导致关节受损的最坏情况下，也不过是和常规治疗方法一样切除相关的关节，但若注射治疗有效果的话则无需切除关节。因此，与常规治疗方法相比，这种治疗方法更受欢迎。

从 2013 年夏天开始，我们开始在拇指的腕掌关节注射自体脂肪。第一年，有 40

多名患者接受了这种治疗。到目前为止，我们治疗了 500 多名患者。

手术可以在局部麻醉下进行，按 Klein 的方法配比肿胀液，抽吸腹部或大腿内侧浅层脂肪组织。指掌关节可无阻力注射 1.5 ml 脂肪组织（图 17.1）。如果注入更多的量，则注射器活塞的压力点处会遇到明显可感知的阻力，这种情况下应该让拇指呈轴向拉伸，以扩大关节间隙（图 17.2）。

建议使用 18 G 一次性针头进行注射。手术切口可通过缝合或免缝胶带闭合。

17.1.1 研究结果

首次发表的结果证明该技术具有良好的治疗效果，用 VAS 量表的评估显示，平均疼痛指数由负荷期间的 7.4，和休息时的 3.8，分别在术后 3 个月时降至平均 2.4 和 0.8，疼痛减轻有统计学意义。

治疗后甚至可以提高力量。因为与健侧相比，患侧术前的抓握力和捏握力分别为 78% 和 74%，术后 3 个月分别为 93% 和 89%。无并发症发生。

使用 DASH（DASH = 手臂、肩膀和手的残疾）图进行评估证实了这些结果。DASH 值术前平均为 58，术后 3 个月后为

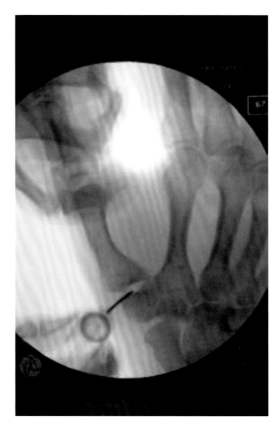

图 17.2　在无影灯下将注射针插入到腕掌关节。为减小对关节的损伤，在针头插入和注射时，应将拇指轴向牵引

33。由此可见，患者的手功能有明显的改善[8-10]。

17.1.2 意义

自体脂肪组织移植治疗拇指腕掌关节骨关节炎可减少关节的侵袭性并显著减轻疼痛，提供了一种可替代的治疗方法。另外即使是治疗失败后，还可使用传统的手外科手术治疗。但脂肪移植技术对于已经进行过植入性假体或关节切除术的患者来说不适用。

对于在进行大量病例治疗和长期观察后，该技术会否在标准治疗中占据一席之地，或者政府会否限制它的使用，都是未知数。

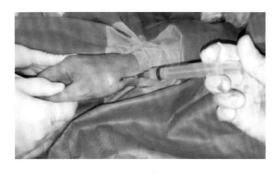

图 17.1　采用 Coleman 移植技术，用 10 ml 鲁尔锁针和 18 G 针头将脂肪注射到腕掌关节。注射 1 ~ 1.5 ml 脂肪

参考文献

1. Ingegnoli F, Soldi A, Meroni PL. Power Doppler sonography and clinical monitoring for hyaluronic acid treatment of rhizarthrosis: a pilot study. J Hand Microsurg. 2011;3(2):51–4.

2. Huang JI, Zuk PA, Jones NF, et al. Chondrogenic potential of multipotential cells from human adipose tissue. Plast Reconstr Surg. 2004;113(2):585–94.

3. Zuk PA, Zhu M, Ashjian P, et al. Human adipose tissue is a source of multipotent stem cells. MolBiol Cell. 2002;13(12):4279–95.

4. terHuurne M, Schelbergen R, Blattes R, et al. Antiinflammatory and chondroprotective effects of intraarticular injection of adipose-derived stem cells in experimental osteoarthritis. Arthritis Rheum. 2012;64(11):3604–13.

5. Wu L, Cai X, Zhang S, et al. Regeneration of articular cartilage by adipose tissue derived mesenchymal stem cells: perspectives from stem cell biology and molecular medicine. J Cell Physiol. 2013;228(5):938–44.

6. Brayfield C, Marra K, Rubin JP. Adipose stem cells for soft tissue regeneration. Handchir Mikrochir Plast Chir. 2010;42(2):124–8.

7. Karagianni M, Kraneburg U, Kluter H, et al. [Autologous fat grafts and supportive enrichment with adipose tissue stromal cells]. Handchir Mikrochir Plast Chir. 2013;45(2):93–8.

8. Herold C, Fleischer O, Allert S. [Autologous fat injection for treatment of carpometacarpal joint osteoarthritis of the thumb—a promising alternative]. Handchir Mikrochir Plast Chir. 2014;46:108–12.

9. Herold C, Rennekampff HO, Groddeck R, Allert S. Autologous fat transfer for thumb carpometacarpal joint osteoarthritis: a prospective study. Plast Reconstr Surg. 2017;140(2):327–35.

10. Herold C, Rennekampff HO, Allert S. Autologous fat transplantation. Dtsch Arztebl Int. 2018;115(35-36):596.

18 术后处理

对于所有的组织移植，术后处理都有一个共同点：

• **任何情况下都要避免压迫受区。**

由于脂肪移植增加了受区组织的容积，使组织的压力增加，如果再加上外力压迫，那组织的灌注程度就会降低，从而导致移植组织的成活率降低。因此在乳房重建中我们会观察到：植入假体后压力最大的部位，愈合情况会比较差。

适当的温度可以促进组织灌注和愈合速度，我们用 1~2 包宽幅缓冲吸收棉做石膏绷带进行包扎。这种可吸收的棉质绷带（图 18.1）需在术后 24~48 小时之内使用。

在进行自体脂肪移植隆乳时，我们建议

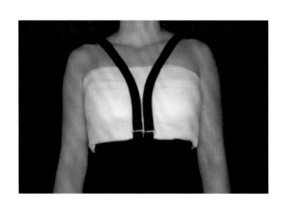

图 18.1 术后绷带

术后 4 周内不要戴胸罩。另外，尽量穿宽松一些的衣服。如果脂肪移植填充是为了矫正身体其他部位的畸形，脂肪移植的供区和受区又在同一个部位，应将脂肪注射部位紧身衣剪个洞即可。

• 一般来说，只需在加压衣上用剪刀剪出一个合适的洞。

尤其是脂肪移植隆臀术后，紧身衣在制作的时候就将相应部位剪掉了。

术后受区制动非常重要。因为 1 mm 左右大的脂肪组织在 2~3 天内才能建立供血系统，若在这期间过度活动会破坏血供系统的建立。同样的，皮片移植术后一般都会使用石膏夹板来固定移植部位也是同样的原因，如果过度活动就会造成移植失败。

脂肪移植术后患者可以进行正常生活和工作，但需严格遵循术后 4 周内避免短跑、慢跑或更剧烈运动的原则。

• 另外，应严格避免任何脂肪受区表面的机械压迫力。

但不幸的是网络上有很多垃圾信息，如推荐按摩、涂抹某种护肤霜或类似适得其反的方法。

由于胰岛素可促进移植脂肪细胞的生长

和干细胞的分化，故我们建议患者术后少量进食富含碳水化合物的食物，以保证体内胰岛素维持在所需的水平。不过目前还没有科学研究证实这一说法。

- 脂肪移植后的再吸收主要发生在术后 4 周内，最终的术后效果可在术后 6 周达到。术后 3 个月可再次进行脂肪移植手术。

19 体积测量

19.1 简介

在自体脂肪组织移植后的效果检测中，以下两个方面至关重要：

– 最大可能保持脂肪组织移植的体积（手术的定量检测）
– 尽可能少的并发症（手术的定性检测）

目前，以下两种技术特别适用于检测脂肪移植术后体积的变化：
– 3D 表面成像分析
– 磁共振成像容量分析

19.2 3D 表面成像分析

操作用时短（ 2 s ~ 2 min [1-2]）；图片分析和注释只需要 11 ~ 45 min[1,3]。

在一项研究中，我们对乳房切除的患者进行了术前术后 3D 容积分析，并与采用水容积置换法计算的乳房切除体积进行了比较，结果发现二者可精准到只有 2% 的体积偏差 [4-5]。另一项研究比较了假体隆乳术前后的 3D 容积分析，发现与假体的体积偏差仅为 1.9%[6]。目前市面上的 3D 表面成像分析仪有 Axis3、3dMD 和 Vectra von Canfield

（图 19.1 ）。

Creasman 和他的同事们引进了无须人工确定测量点，可自动测量的精密光学系统。它的测量值与实际体积的偏差为 9%，但它测量的结果具有高达 99.6% 的重现性[7]。

通过自体脂肪移植替换包膜挛缩后的胸假体手术中，Yoshimura 通过 3D 表面成像分析，证明富含干细胞的脂肪组织移植后的成活率为 40% ~ 80%[8]。

Choi 及其同事使用 Canfield 系统，对自体脂肪移植隆乳术后患者，进行乳房体积变化的复查。他们根据注射量将患者分为三组，发现注射量最大的那组（ 111 ~ 216 ml，

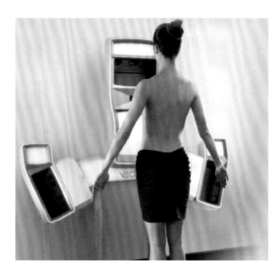

图 19.1　3D 扫描（ Vectra, Fa. Canfield ）

表 19.1　自体脂肪移植隆乳后体积留存的 MRI 容积测定

文献	容量保留（%）	患者	使用技术
Herold et al. [13]	72 ± 11	10	WAL
Ueberreiter et al. [12]	76 ± 11	36	WAL
Alexander Del Vechio and Bucky [14]	64 ± 13	25	Coleman + BRAVA
Khoury et al. [15]	82 ± 18	81	Khouri-Technik + BRAVA
Peltoniemi et al. [16]	79 ± 13	8	WAL + Celution
Fiaschetti et al. [17]	85 ± 2	15	Coleman + PRP

平均 151 ml）术后 7 天的容量保留率为 86.9%，术后 16 天为 81.1%，术后 49 天为 57.5%，术后 160 天为 52.3%。他们的研究还进一步表明，辐射不会影响脂肪组织移植后的成活率。

通过三维容积法分析得出，手部年轻化的脂肪组织移植成活率是 69%[9]。

19.3 MRI 容积测量

尽管使用 MRI 容积测量技术测量自体脂肪移植隆乳后的体积变化已经有 25 年了[10]，而且该技术从 2006 年起，又用于自体脂肪移植隆臀的术后复查[11]，但直到 2010 年，才有作者首次介绍用 MRI 容量测量法，对使用 BEAULI 技术进行的自体脂肪移植隆乳术后复查中[12]。近年来，有学者将 MRI 容积测量技术应用在自体脂肪移植隆乳后进行定量分析（表 19.1）。

由于患者的 MRI 测量是在俯卧位进行的，为防止乳房组织受压，故为患者提供了特殊的乳房支撑。使用 3～4 mm 的扫描层厚度，测量时间约为 20 min，图像以 DICOM（医学数字成像与通信）格式存储。

MRI 容积测量是基于一种分段技术（见摘要），它先计算每层的面积，然后在相应的层厚度上计算出体积。

MRI 容积测量区域

在 MRI 容积测量中，我们通常以胸骨中心为中点，以乳房的上下极及胸外侧动脉所处的腋前线为表面界限，在术前和术后某个确定的时间点对乳房进行分析并测量，然后与注射量进行比较。

现在可以使用各种软件进行细分。我们已经研发的软件包括：OsiriX、放射医学相关软件 Medisan 以及神经导航 Brainlab（一个用于神经导航的系统）。

在假体隆乳术的测量中，MRI 容积测量技术表现出了极高的精度[12]。通过 MRI 容积测量技术得到的测量值和 Brainlab Neuronavigation 软件测量的数值与实际假体的体积偏差仅为 2.2+1.7%。

同样的，其他软件所测量的数值偏差均小于 3%[13,18]。

更有趣的是可以分别分析不同的组织层次中移植物的成活率。

- 可以发现，与乳房肌内注射相比，在乳腺组织周围的脂肪组织的成活率更高[19]。

参考文献

1. Eder M, Kovacs L. [Commentary on the article of Herold et al.: the use of mamma MRI volumetry to evaluate the rates of fat survival after autologous lipotransfer]. Handchir Mikrochir Plast Chir. 2010;42(2):135–6.

2. Liu C, Luan J, Mu L, Ji K. The role of three-dimensional scanning technique in evaluation of breast asymmetry in breast augmentation: a 100-case study. Plast Reconstr Surg. 2010;126(6):2125–32.

3. Koch MC, Adamietz B, Jud SM, et al. Breast volumetry using a three-dimensional surface assessment technique. Aesthetic Plast Surg. 2010;35(5):847–55.

4. Fung JT, Chan SW, Chiu AN, et al. Mammographic determination of breast volume by elliptical cone estimation. World J Surg. 2010;34(7):1442–5.

5. Losken A, Seify H, Denson DD, et al. Validating three-dimensional imaging of the breast. Ann Plast Surg. 2005;54(5):471–6; discussion 477–478.

6. Tepper OM, Small KH, Unger JG, et al. 3D analysis of breast augmentation defines operative changes and their relationship to implant dimensions. Ann Plast Surg. 2009;62(5):570–5.

7. Creasman CN, Mordaunt D, Liolios T, et al. Fourdimensional breast imaging, part I: introduction of a technology-driven, evidence-based approach to breast augmentation planning. Aesthet Surg J. 2011;31(8):914–24.

8. Yoshimura K, Sato K, Aoi N, Kurita M, Hirohi T, Harii K. Cell-assisted lipotransfer for cosmetic breast augmentation: supportive use of adipose-derived stem/stromal cells. Aesthetic Plast Surg. 2008;32(1): 48–55.

9. Giunta RE, Eder M, Machens HG, Müller DF, Kovacs L. Structural fat grafting for rejuvenation of the dorsum of the hand. Handchir Mikrochir Plast Chir. 2010;42(2):143–7.

10. Horl HW, Feller AM, Biemer E. Technique for liposuction fat reimplantation and long-term volume evaluation by magnetic resonance imaging. Ann Plast Surg. 1991;26(3):248–58.

11. Wolf GA, Gallego S, Patron AS, et al. Magnetic resonance imaging assessment of gluteal fat grafts. Aesthetic Plast Surg. 2006;30(4):460–8.

12. Ueberreiter K, von Finckenstein JG, Cromme F, et al. [BEAULI—a new and easy method for largevolume fat grafts]. Handchir Mikrochir Plast Chir. 2010;42(6): 379–85.

13. Herold C, Ueberreiter K, Cromme F, Busche MN, Vogt PM. [The use of mamma MRI volumetry to evaluate the rate of fat survival after autologous lipotransfer]. Handchir Mikrochir Plast Chir. 2010;42: 129–34.

14. Alexander Del Vecchio D, Bucky LP. Breast augmentation using pre-expansion and autologous fat transplantation—a clinical radiological study. Plast Reconstr Surg. 2011;27:2441–50.

15. Khouri RK, Eisenmann-Klein M, Cardos E, et al. Brava and autologous fat transfer is a safe and effective breast augmentation alternative: results of a 6-year, 81-patient, prospective multicenter study. Plast Reconstr Surg. 2012;129(5):1173–87.

16. Peltoniemi HH, Salmi A, Miettinen S, et al. Stem cell enrichment does not warrant a higher graft survival in lipofilling of the breast: a prospective comparative study. J Plast Reconstr Aesthet Surg. 2013;66(11):1494–503.

17. Fiaschetti V, Pistolese CA, Fornari M, et al. Magnetic resonance imaging and ultrasound evaluation after breast autologous fat grafting combined with platelet-rich plasma. Plast Reconstr Surg. 2013;132:498e–509e.

18. Herold C, Knobloch K, Rennekampff HO, Ueberreiter K, Vogt PM. Magnetic resonance imaging-based progress control after autologous fat transplantation. Plast Reconstr Surg. 2010;126(5):260e–1e.

19. Herold C, Ueberreiter K, Cromme F, Grimme M, Vogt PM. [Is there a need for intrapectoral injection in autologous fat transplantation to the breast? An MRI volumetric study]. Handchir Mikrochir Plast Chir. 2011;43:119–24

发展前景 **20**

总是要预测一下未来的。在自体脂肪时代，自体脂肪移植已经有许多应用，这些在今天看来是"新"的应用在 20 世纪二三十年代就已经开始尝试了。真正令人感兴趣的新领域是研究来自脂肪组织的干细胞。胚胎干细胞是早期深入研究的重点，例如从骨髓中提取干细胞来治疗骨关节炎。但近年来，脂肪组织被发现含有几乎取之不尽的间充质干细胞。现在全球的焦点已转移到从中开发出哪种类型的细胞，并进行相应的项目研究和临床应用。

另一个广阔的领域是用组织标志物标记干细胞，这样能够更客观地证明它们能否治疗癌症。

现在尚无法预测哪种方法会成功并可应用到医院的日常工作中，但可以想象，在不久的将来间充质干细胞会在医院应用。

可否在某些时候预防性的抽吸脂肪组织，并冷冻保存其中的干细胞，也是人们现在探讨的一个方向。这样以来在一些紧急治疗情况下（如急性心肌梗死），就可以使用这些细胞来治疗。在美国，一些专门从事组织保存的公司正在大力宣传储存胚胎干细胞，并许诺一旦失败愿意承担法律责任。由于迄今为止尚无临床应用，因此推广这种储存的似乎主要是基于商业目的。

通过简单的脂肪移植将脂肪移植到其他身体部位已经非常普遍，也越来越被整形医生们所认可，被用于身体重塑；也可用作组织的润滑剂，例如肌腱手术、缓解骨关节炎疼痛和治疗慢性瘘管及褥疮等治疗的应用。

百特美传媒产品与服务

图书 - 海量医美行业学术技术书籍
海外图书版权引进
国内图书版权输出
原创学术图书出版
行业全科图书销售

视频 - 权威医美学术技术视频教程
海外技术视频大全
国内全科视频教程
视频教程编委征集
点播平台：

会议培训
百特美国际医学美容学术技术大会
时间：每年 3 月底　规模：1500 人
未来医美学院系列
标杆医院　特色技术

内容与资讯
政策解读、行业热点、人物访谈、信息发布

关注公众号　精彩在其中